朱启星 /主编

全民健康手册

北京师范大学出版集团
安徽大学出版社

图书在版编目(CIP)数据

全民健康手册/朱启星主编. —合肥:安徽大学出版社,2018.11(2022.8重印)
ISBN 978-7-5664-1626-1

Ⅰ.①全… Ⅱ.①朱… Ⅲ.①健康教育－手册 Ⅳ.①R193-62

中国版本图书馆 CIP 数据核字(2018)第 136587 号

全民健康手册

朱启星 主编

出版发行：北京师范大学出版集团
　　　　　安 徽 大 学 出 版 社
　　　　　(安徽省合肥市肥西路 3 号 邮编 230039)
　　　　　www.bnupg.com
　　　　　www.ahupress.com.cn
印　　刷：安徽昶颉包装印务有限责任公司
经　　销：全国新华书店
开　　本：710 mm×1010 mm　1/16
印　　张：12
字　　数：167 千字
版　　次：2018 年 11 月第 1 版
印　　次：2022 年 8 月第 2 次印刷
定　　价：35.00 元
ISBN 978-7-5664-1626-1

策划编辑：刘中飞　李　梅　武溪溪　　装帧设计：李伯骥
责任编辑：武溪溪　　　　　　　　　　　美术编辑：李　军
责任印制：赵明炎

版权所有　侵权必究

反盗版、侵权举报电话：0551-65106311
外埠邮购电话：0551-65107716
本书如有印装质量问题，请与印制管理部联系调换。
印制管理部电话：0551-65106311

编委会

主 编 朱启星

编 者 （按姓氏拼音排序）

陈道俊　胡传来　李　李

李迎春　刘丛彬　苏普玉

陶芳标　万宇辉　杨永坚

张志华　周承藩　朱启星

前　言

没有全民健康,就没有全面小康。建设"健康中国"已上升为当代中国重大发展战略,"健康中国"三步走的战略目标是:到2020年,国民主要健康指标居于中高收入国家前列;到2030年,国民主要健康指标进入高收入国家行列;到2050年,建成与社会主义现代化国家相适应的健康国家。当今国民对健康的追求已成为追求美好生活的主要组成部分,如何解决健康保障和健康促进事业不平衡不充分发展与人民日益增长的美好生活需要之间的矛盾已成为我国最重要的卫生发展战略问题,也是我国当前重大社会发展问题。将健康融入所有政策,全方位、全周期保障人民健康不仅是全国卫生工作者的责任,更是社会和政府的责任。

"人生天地间,长路有险夷"。保障居民健康是一个系统工程,需要长时间的持续努力。新中国成立以来,我国已经建立了公共卫生服务、医疗服务、医疗保障、药品供应保障四大体系,卫生事业取得巨大成就。一是有效控制了重大疾病,城乡居民健康水平持续改善;我国居民人均期望寿命已从新中国成立前的35.0岁提升到2017年的76.7岁,全国孕产妇死亡率由新中国成立初的1500/10万下降到2017年的19.6/10万,婴儿死亡率由新中国成立初的200‰下降到2017年的6.8‰;全国居民的主要健康指标总体上优于中高收入国家平均水平。二是卫生服务体系不断健全,民众获得卫生服务的可及性明显提高;经过60多年的建设和发展,覆盖城乡居民的卫生服务体系已经基本建立。三是基本医疗保障体系建设不断完善,城乡居民医疗保障水平不断提高。目前,我国基本医疗保险实现了全覆盖,以职工基本医疗保险、城镇居民基本医疗保险和新型农村合作医疗为主体的全民医保体系初步建立。截至2018年2月,全国基本医疗保险参保人数超过13.5亿人,参保率稳定在95%以上。四是卫生法制化建设深入推进,民众健康权益进一步得到保障。五是医药卫生体制改革深入推进,国家将基本医疗卫生制度作为公共产品向全民提供,实现了人人享有基本医疗卫生服务的总要求。

当前,我国民众对健康的需求已不再只满足于有病就医,而是追求全生命周期健康和健康生命的延长。"健康不仅是没有疾病和不虚弱,而是生理、心理和社会适应的良好状态"。但是,随着我国工业化、城镇化、人口老龄化加速,居民疾病谱、生态环境、生活方式也不断变化。我国仍面临多重疾病威胁并存、多种健康影响因素交织的复杂局面,具体表现为:一方面,重大传染病流行和新发、输入性传染病威胁形势依然严峻,慢性非传染性疾病和精神疾病对人民健康的威胁也日益加大;另一方面,生态环境、生活方式变化以及食品安全、职业病卫生与安全、饮用水安全和环境污染等问题对人民群众健康的影响也非常突出,加之不断发生的自然灾害、事故灾害,都给卫生与健康工作带来了巨大的挑战。我国既面对着发达国家面临的健康问题,也面对着发展中国家面临的健康问题。为此,2016年8月,中共中央、国务院召开了全国卫生与健康大会,确立了"以基层为重点,以改革创新为动力,预防为主,中西医并重,将健康融入所有政策,人民共建共享"新时期卫生与健康工作方针,并进一步明确要把人民健康放在优先发展的战略地位。以普及健康生活、优化健康服务、完善健康保障、建设健康环境、发展健康产业为重点,加快推进健康中国建设,努力全方位、全周期保障人民健康。

世界卫生组织(WHO)针对人的生命周期,提出了从"生命的准备、生命的保护和晚年的生命质量"三个阶段连续性预防保健服务策略。生命准备阶段的重点是做好母婴和儿童保健,使儿童具有健康的体格和心理、行为素质;生命保护阶段的重点是努力改善生活、工作、学习等环境卫生条件,避免或限制接触对健康有害的因素,以保持体格、心理和社会适应的健康状态;维护晚年生命质量的重点是实现延寿与生活质量的统一。

"全世界80%的医疗支出用在了那些可以预防的疾病上",这提示预防疾病是最经济、最有效的医学手段。WHO对全球健康数据分析的结果表明,在影响人类健康和寿命的因素中,生活方式和行为占60%,环境因素占17%,遗传因素占15%,而医疗卫生服务条件只占8%。很多疾病,特别是慢性非传染性疾病的发生与发展多与数量不多且可干预的危险因素有关,如不合理膳食、能量摄入过多、身体活动减少、生活不规律以及吸烟等。通过干预这些危险因素(包括膳食干预、行为干预、药物干预等),可以控制许多疾病的流行。欧美等部分发达国家已成功地遏制包括肿瘤在内的慢性非传染性疾病的发病率和死亡率上升趋势,也提示控制可干预的危险因素的有效性和可行性。然而,无论采取何种方式干预上述危险因素,都需要民众积极而主动地参与,其中居民健康知识的普及和健康素养的提高是干预措施有效性的关键。按照"人人参与、人人尽力、人人享有"的卫生与健康工作策略,引导居民形成自主自律的健康生活方式,提高居民自我维护健康的能力,在"健康中国"建设中至关重要。为此,《全民健康手册》编写委员会紧密联系我国当前卫生与健康政策和形势,面向基层普通居民,就其所关心和关注的常见卫生与健康问题,编写了本手册,旨在为"健康中国"建设贡献绵薄之力。

朱启星

2018年9月

目　录

第1章　公众健康知识 …………………………………… 001
 1.1　健康 …………………………………………………… 001
 1.2　公共卫生 ……………………………………………… 003
 1.3　预防保健策略与措施 ………………………………… 005
 1.4　健康环境与氛围 ……………………………………… 008

第2章　常见传染病防治 ………………………………… 011
 2.1　认识传染病——知"瘟"才能防"疫" ……………… 011
 2.2　结核病 ………………………………………………… 012
 2.3　禽流感 ………………………………………………… 014
 2.4　艾滋病 ………………………………………………… 016
 2.5　手足口病 ……………………………………………… 018
 2.6　乙型肝炎 ……………………………………………… 020
 2.7　麻疹 …………………………………………………… 022
 2.8　狂犬病 ………………………………………………… 023
 2.9　急性腹泻 ……………………………………………… 024
 2.10　血吸虫病 …………………………………………… 025
 2.11　霍乱 ………………………………………………… 026
 2.12　发热伴血小板减少综合征 ………………………… 027
 2.13　正确洗手,预防传染病 …………………………… 028

第3章　合理膳食与食品安全 ………………………… 030

3.1 人体所需营养素 …………………………………… 030
3.2 个人营养的目标 …………………………………… 032
3.3 怎样看待营养补充剂 ……………………………… 032
3.4 科学评价胆固醇 …………………………………… 033
3.5 膳食纤维如何影响健康 …………………………… 033
3.6 合理营养,平衡膳食 ……………………………… 034
3.7 如何看懂食品营养标签 …………………………… 036
3.8 病人膳食 …………………………………………… 038
3.9 食品安全 …………………………………………… 039

第4章　环境卫生与卫生防病 ………………………… 045

4.1 环境卫生与健康常识 ……………………………… 045
4.2 空气与健康 ………………………………………… 049
4.3 水与健康 …………………………………………… 055
4.4 化妆品与健康 ……………………………………… 057

第5章　职业卫生与职业病 …………………………… 060

5.1 什么是职业病 ……………………………………… 060
5.2 法定职业病诊断与鉴定 …………………………… 061
5.3 用人单位防治职业病的法定责任 ………………… 064
5.4 定期进行职业健康检查 …………………………… 067
5.5 工作有关疾病 ……………………………………… 068

第6章　生活方式与慢性病 …………………………… 069

6.1 健康生活方式 ……………………………………… 069
6.2 不良生活方式 ……………………………………… 070

6.3	慢性病重在预防	075
6.4	常见慢性病	077
6.5	肿瘤的早诊早治	084

第7章　医疗保障、社区卫生服务与健康管理　087

7.1	医疗保障	087
7.2	社区卫生服务	089
7.3	健康管理	090
7.4	常见慢性病患者的健康管理	093

第8章　妇幼保健与计划生育　096

8.1	婴幼儿保健	096
8.2	儿童青少年保健	104
8.3	青春期保健	106
8.4	妇女保健	109
8.5	计划生育	115

第9章　老年人保健　118

9.1	机体衰老与老年的概念	118
9.2	老年人与健康老年人	118
9.3	老年人心理保健	120
9.4	老年人性生活保健	125
9.5	老年人自我保健	126
9.6	老年人护理	128

第10章　心理卫生与精神疾病　131

10.1	心理健康,幸福生活	131
10.2	积极应对心理亚健康	133

10.3 认识自我——心理健康的第一步 ·················· 135
10.4 压力管理——心理健康的保证 ·················· 137
10.5 精神疾病,可防可治 ·················· 140

第 11 章 意外伤害与院前处置 ·················· 143

11.1 意外伤害常识 ·················· 143
11.2 常见外伤的院前处置 ·················· 144
11.3 急性中毒处理 ·················· 148
11.4 其他意外事件 ·················· 150
11.5 常见问题的院前处置 ·················· 156

第 12 章 安全用药基本常识 ·················· 160

12.1 药品基本知识 ·················· 160
12.2 用药安全知识 ·················· 164
12.3 特殊人群用药安全 ·················· 172
12.4 家庭安全用药知识 ·················· 175

第1章 公众健康知识

1.1 健康

(1)健康的含义

健康是指身体健康、心理健康并具有良好的社会适应能力。世界卫生组织提出:"健康不仅是没有疾病和不虚弱,还是一种生理、心理和社会适应的良好状态。"即健康包括躯体健康、心理健康、社会能力健康、智力与情感健康等。

健康分为三级:第一级健康又称"躯体健康",是指无饥寒、无病弱,能精力充沛地生活和劳动,满足基本的卫生要求,具有基本的预防和急救知识;第二级健康又称"身心健康",是指有稳定的职业和收入,能满足经济要求,在日常生活中能自由地生活,并享受较新的科技成果;第三级健康又称"主动健康",是指能主动地追求健康的生活方式,调节自己的心理状态以缓解社会与工作的压力,并能为社会作贡献。

"人人健康"是指人人都有享受健康的权利,人人都有维护自身和他人健康的义务。"人人享有卫生保健"是世界卫生组织提出的全球战略目标,其本质含义是"公平享有",即任何公民,无论年龄、性别、职业、地域、支付能力等,都应享有同等的健康权利。

亚健康状态是指人体处于健康与疾病之间的健康临界状态。此时,虽然用常规仪器和检验方法查不出疾病,但人体可能有各种不适感。引起亚健康的常见原因包括:饮食结构不合理;生活缺乏规律,睡眠不足;长久的不良情绪状态;精神压力太大或过度紧张;不良的生活环境等。

(2)健康的标准

世界卫生组织提出了衡量健康的10条标准:

①有充沛的精力,能从容不迫地担负日常生活和繁重的工作,而且不感到紧张疲劳。

②处事乐观,态度积极,乐于承担责任。

③善于休息,睡眠好。

④应变能力强,能适应外界环境各种变化。

⑤能够抵抗一般性感冒和传染病。

⑥体重标准,身体匀称,站立时头、肩、臂位置协调。

⑦眼睛明亮,反应敏捷,无眼疾。

⑧牙齿清洁,无龋齿,不疼痛,牙龈颜色正常,无出血现象。

⑨头发光泽,无头屑。

⑩肌肉丰满,皮肤有弹性。

(3)危害健康的主要因素

危害健康的主要因素有:心理、行为和生活方式因素,如吸烟、酗酒、缺乏运动、不洁性行为等;环境因素,即与人体健康不和谐的自然环境和社会环境,如环境(物理、化学、生物)污染、饮用水不卫生、自然灾害、战争等;生物遗传学因素,如高血压、糖尿病、肿瘤等疾病的发生都与遗传因素有一定关联;医疗卫生服务因素,主要是指社会医疗卫生设施不全以及制度不完善等。

1.2 公共卫生

(1) 公共卫生的含义

公共卫生是指以保障和促进公众健康为宗旨的公共事业。通过国家和社会共同努力,预防和控制疾病,改善与健康相关的自然和社会环境,提供预防保健与必要的医疗服务,培养公众健康素养,创建人人享有健康的社会环境。

(2) 公共卫生的十大任务

①监测社区卫生状况,确定社区内重大公共卫生问题。

②诊断和调查社区公共卫生问题和公共卫生危险因素。

③将公共卫生问题公布于众,并教育社区居民,使其具备认识社区公共卫生问题的能力。

④通过动员和建立社区联盟来认识和解决社区公共卫生问题。

⑤通过制定相应卫生政策和计划来支持个人和社区卫生活动的开展。

⑥执行卫生法规,保障居民健康和生命安全。

⑦指导居民接受必需的卫生服务,在缺乏需要的服务时,通过各种方式确保基本的医疗保健服务。

⑧确保公共卫生和医护队伍的质量。

⑨评价针对个人和群体的卫生服务的效果、享有率和质量。

⑩开展公共卫生研究,探索解决重大公共卫生问题的新思路和新方法。

(3) 基本公共卫生服务

基本公共卫生服务,是指主要由专业公共卫生机构和基层医疗卫生机构向全体居民提供的、以解决基本公共卫生问题为目的且简单易行、效果肯定、成本经济的公共卫生服务(包括公益性的公共卫生干预措施),其主要作用是疾病预防控制。2017年,国家免费为城乡居民提供十四大类基本公共卫生服务:

①建立居民健康档案。

②健康教育。

③预防接种。

④儿童健康管理。

⑤孕产妇健康管理。

⑥老年人健康管理。

⑦慢性病患者健康管理(高血压和2型糖尿病)。

⑧严重精神障碍患者管理。

⑨结核病患者健康管理。

⑩中医药健康管理。

⑪传染病及突发公共卫生事件的报告和处理。

⑫卫生计生监督协管。

⑬免费提供避孕药具。

⑭健康素养促进行动。

(4)我国卫生工作方针及卫生工作成果

我国新时期的卫生工作方针是"以基层为重点,以改革创新为动力,预防为主,中西医并重,将健康融入所有政策,人民共建共享"。新中国卫生工作成就主要有:

①有效控制了重大疾病,城乡居民健康水平持续改善,如我国居民人均期望寿命为76.6岁(2017年),与新中国成立前的35.0岁相比,大幅提升。

②卫生服务体系不断健全,民众获得医疗卫生服务的可及性明显提高。

③基本医疗保障体系建设不断完善,城乡居民医疗保障水平不断提高。

④卫生法制化建设深入推进,群众健康权益进一步得到保障。

1.3 预防保健策略与措施

 (1)初级卫生保健

初级卫生保健即基层卫生保健,包括4个方面内容和9项具体措施。

4个方面内容:

①健康促进。

②预防保健。

③合理治疗。

④社区康复。

9项具体措施:

①健康教育,即懂得维护健康的基本知识。

②获得合理的营养。

③享用安全清洁的饮用水。

④获得妇幼卫生保健及实施计划生育。

⑤预防接种。

⑥预防与控制地方病。

⑦能获得常见病及伤害的治疗。

⑧能获得基本药品。

⑨预防非传染性疾病,促进精神卫生。

 (2)预防保健工作内容以及"三级预防"

世界卫生组织针对人的生命周期,提出了从"生命的准备、生命的保护和晚年的生命质量"三个阶段连续性预防保健服务策略。生命准备阶段的重点是做好母婴和儿童保健,使儿童具有健康的体格和心理、行为素质;生命保护阶段的重点是努力改善生活、工作、学习环境的卫生条件,避免或限制接触有害健康的因素,以保持体格、心理和行为素质的健康状态；维护晚年生命质量的重点是实现延寿与生活质量的统一。

预防疾病既包括防止疾病发生，也包括防止疾病的发展和减轻伤残程度。预防保健策略需要围绕疾病的发生、发展和转归制定，分别在疾病的发病前（易感期）、病中（疾病前期）和病后（发病期和康复期）三个不同阶段采取相关预防保健干预措施，即"三级预防"。

第一级预防，又称"病因预防"或"初级预防"，是指在疾病前期或无病期针对致病因子或危险因素采取综合性预防措施，目标是防止或减少疾病发生。如努力保持健康的生活和行为方式以预防慢性病、预防接种和计划免疫以提高机体的抵抗力等都属于第一级预防。

第二级预防，又称"临床前期预防"或"三早预防"，是指在疾病早期做好早发现、早诊断和早治疗，目标是防止或减缓疾病的发展。如定期健康检查、疾病筛查等都属于第二级预防。

第三级预防，又称"临床期预防"，即在临床期或康复期采取积极的治疗和康复措施，目标是防止伤残，促进功能恢复，提高生命质量，延长寿命。

(3)我国预防保健工作面临的主要问题

新中国成立以来，特别是改革开放以来，我国社会、经济高速发展，卫生事业的发展取得了令世界瞩目的成绩。当前我国处于工业化、城镇化快速发展时期，人口老龄化进程加速所带来的健康问题日趋复杂，慢性病所致的疾病负担也越来越重，卫生工作面临着多重挑战。一方面，重大传染病流行形势依然严峻，慢性非传染性疾病和精神疾病对人民健康的威胁日益加大，新发传染病以及传统烈性传染病的潜在威胁不容忽视；另一方面，生态环境、生产生活方式变化以及食品安全、职业卫生与安全、饮用水安全和环境卫生等问题对人民群众健康的影响更加突出，不断发生的自然灾害、事故灾害以及其他社会安全事件等对公共卫生服务能力的要求也日益增加。

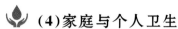 **(4)家庭与个人卫生**

健康的社会由健康的家庭组成,健康的家庭由健康的个人营造,有组织的社区健康工作是实现健康家庭和健康个人的重要手段。

美好、健康的家庭是社会安定的必要条件,也是家庭成员身心健康的重要保障。家庭可以通过遗传、社会化、环境和情感反应等途径影响个人的健康,个人的健康问题也可影响整个家庭的内在结构和功能。例如,儿童的非特异性腹痛可能是夫妻关系不和的一种表现,如果不解决家庭的问题,可能就无法从根本上解决孩子的腹痛问题,可见儿童往往是家庭关系的"晴雨表"。此外,许多疾病可以在家庭中流行,如流感、肺结核、肝炎、寄生虫病等。

健康家庭首先是家庭成员处于健康状态,并且家庭卫生应达到以下基本要求:

①室内整洁,通风好。

②卧具干净,勤洗晒。

③灶具、食具干净,生熟食具分开。

④无"四害"(苍蝇、蚊子、老鼠、蟑螂)。

⑤家庭成员有良好的卫生习惯。

⑥注意饮食卫生。

个人卫生是维系家庭成员健康状态的基本保证,其基本内容包括:

①"四勤",即勤洗澡、勤理发、勤剪指甲、勤洗晒衣被。

②"四不",即不随地吐痰、不随地乱扔果皮纸屑、不随便乱倒垃圾乱泼污水、不随地大小便。

③"五好",即心态调整好、生活安排好、饮食调节好、衣服穿得好、健康关注好。

④"六要",即每天要早晚两次刷牙,牙刷专用;每天要洗脸,毛巾分开;要喝开水,不喝生水;要自觉戒烟,不酗酒;要合理饮食,不暴饮暴食;要经常锻炼,保证睡眠。

1.4 健康环境与氛围

(1)世界卫生日

为了引起世界各国人民对卫生与健康工作的关注,提高人们的卫生与健康意识,强调健康对于劳动创造和幸福生活的重要性,1948年,第一届世界卫生大会要求确立"世界卫生日"。自1950年以来,每年4月7日被定为"世界卫生日"。

世界卫生组织每年为世界卫生日选定一个主题,突出其关注的重点领域,如2013年的主题是"控制高血压"。高血压是最常见的心血管疾病,也是导致脑卒中、心肌梗死、心力衰竭等重大疾病发生和死亡的主要危险因素之一。世界卫生组织估计,全世界25岁以上的成年人中,有超过1/3的人(约10亿人)受到高血压的威胁;每年因高血压引发心血管疾病而死亡的人数近940万;另外,高血压还会加大肾衰竭和失明等疾病的风险。高血压病是可防可治的,关键要做到及早发现。对预防和控制高血压病来说,了解自身血压是关键的第一步。与此同时,通过减少盐的摄入量、平衡膳食、适量运动、戒烟限酒等方法可减少高血压发病率。

(2)创建卫生城市

创建卫生城市的意义在于:

①为人民群众创造良好的工作、学习、生活环境,实现初级卫生保健,提高人民健康水平。

②培育社会文明卫生新风,提高市民素质,建设社会主义精神文明。

③完善城市功能,改善投资环境,扩大对外开放,促进经济发展,加快城市现代化建设步伐。

卫生城市检查考核的主要内容:

①爱国卫生组织管理。

②健康教育和健康促进。

③市容环境卫生。

④环境保护。

⑤公共场所饮用水卫生。

⑥食品卫生。

⑦传染病防治。

⑧城区除"四害"。

⑨窗口单位卫生。

⑩单位和居民区卫生。

⑪民意测验。

(3) 无偿献血

献血救人是人类文明的表现。无偿献血利国、利人、利己。适量献血是安全、无害的。健康的成年人,每次采集的血液量一般为200～400毫升,两次采集间隔期不少于6个月。

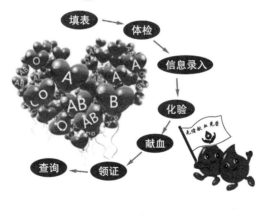

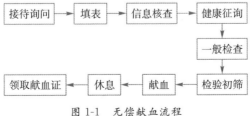

图 1-1 无偿献血流程

《中华人民共和国献血法》规定,"国家提倡十八周岁至五十五周岁的健康公民自愿献血","对献血者,发给国务院卫生行政部门制作的无偿献血证书,有关单位可以给予适当补贴"。

血站是采集、提供临床用血的机构,一定要到国家批准采血的血站献血。

无偿献血包括捐献全血、捐献血小板、捐献红细胞等类型。每年6月14日是世界无偿献血日。

第 2 章 常见传染病防治

2.1 认识传染病——知"瘟"才能防"疫"

传染病是指各种病原微生物和寄生虫感染人体后所导致的具有传染性的疾病。在科学不发达的时代,许多传染病曾经是"不治之症"。随着科学的发展,人类战胜疾病的能力越来越强。人类已与传染病斗争了数千年,现在已掌握了不同传染病的特效防治方法。

传染病在人群中发生或流行,必须同时具备传染源、传播途径和易感人群这三个环节。充分了解这三个环节,就能找到预防、控制甚至消灭传染病的突破口。

①传染源。传染源是指体内有病原体生长和繁殖并能将病原体排出体外的人和(或)动物。在我国,任何单位或个人一旦发现传染病病人或者疑似病人,都应及时向附近的医疗机构或疾病预防控制中心报告,这是早期发现传染病的重要措施。对动物传染源,如果是具有一定经济价值的家禽、家畜,应尽可能治疗,必要时宰杀后加以消毒处理;如无经济价值,则应设法消灭。

②传播途径。传染病的传播途径有多种,每种传染病都有其特定的传播方式。通过了解传染病的传播方式,采取针对性措施,可以阻断其传播。如针对呼吸道传染病,可以戴口罩,保持公共场所及家庭内空气流通,必要时进行空气消毒等;针对消化道传染病,可以从管理饮食、管理粪便、保护水源、除"四害"、保持个人卫生等方面采取措施;针对虫媒

传播的传染病,可用药物或其他措施进行防虫、杀虫、驱虫,大力开展爱国卫生运动;针对某些传播因素复杂的寄生虫病,比如血吸虫病,可以采取一些综合措施,如消灭钉螺、治疗病人及病牛、管理水源、管理粪便及提高个人防护能力等。

③易感人群。对易感人群进行保护可以有效地预防传染病的发生。提高人群的免疫力是一项非常重要的措施,具体又分为非特异性措施和特异性措施两种。非特异性措施包括参加体育活动、增强体质、均衡营养、改善居住条件等。特异性措施分为被动免疫和主动免疫。被动免疫是指通过给易感者注射针对某种传染病的特异性抗体,达到迅速、短暂的保护作用;主动免疫则是指通过注射(或服用)某种传染病的疫苗、菌苗或类毒素,使人体产生针对该传染病的抗体,从而获得一段时间的免疫力。有时需要联合使用主动免疫与被动免疫,以提高预防效果。

如果感染上了传染病,应该及时治疗。大部分传染病都是能治愈的,防治时应注意以下几点:

①根据传播途径选择隔离措施,必要时对患者的分泌物或其他有可能携带病原体的物品进行消毒,从而能防止患者重复感染,加重病情。

②针对病原体给出特异性的治疗方式,如对细菌感染者,可以根据细菌培养的结果给予相应的抗生素;对病毒感染者,可以进行抗病毒治疗等。

③对症治疗。如疟疾患者出现脑水肿症状时,要进行脱水治疗;霍乱患者吐泻剧烈频繁,脱水严重,需要大量补充液体。

④营养支持。调整饮食结构,保证患者能够有足够的营养,如补充一些蛋白质、维生素等,以增强患者的抵抗力。

⑤治疗后遗症。对于疾病带来的后遗症要进行康复治疗。

2.2 结核病

(1)病原体及传播方式

结核病又称为"痨病"和"白色瘟疫",是一种古老的疾病。结核病由一种叫"结核杆菌"的细菌引起,通常影响肺部(肺结核),少数情况会影响身体其他部位(肺外的结核病),如淋巴结、肾脏、骨骼、关节等。肺结核病人咳嗽或打喷嚏时会将病菌散播到空气中,抵抗力较差的人吸入后容易染病。

(2)症状及处理

患者感染后可能在数周后出现症状,也可能在多年后才发病,一般在受感染后的 2 年内出现症状。结核病的症状包括轻微发烧、盗汗、疲倦、体重下降、长期咳嗽和痰中带血,部分患者可能没有明显症状。如果怀疑自己得了结核病,应尽快到医院就诊,确诊结核病后应接受最少 6 个月的抗结核治疗。为了根除病菌,患者应遵照医生指示完成整个疗程。

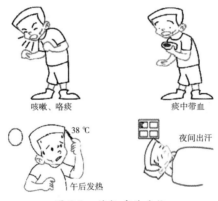

图 2-1　结核病的症状

(3)预防措施

①接种疫苗——卡介苗,可以预防结核病。

②出现疑似结核病的症状时要及时就诊,特别是咳嗽持续超过 1 个月者。

③打喷嚏和咳嗽时要掩住口鼻,并妥善清理口鼻排出的分泌物,双手弄脏后(如打喷嚏后)要立即洗手。

④保持良好的个人及环境卫生,保持双手清洁,用正确的方法洗手。

⑤养成健康的生活方式,均衡饮食,保证足够的运动和休息时间。

2.3 禽流感

(1)病原体及传播方式

"禽流感"是禽鸟类流行性感冒的简称,是由禽流感病毒引起的一种动物传染病,通常只感染禽鸟类,少数时候会感染猪,罕见情况下会感染人。由于人类很少感染这种病毒,因此对该病毒的免疫力极低,甚至没有免疫力。这种病毒表面的蛋白质有血凝素(英文缩写 H)及神经氨酸酶(英文缩写 N)两大类。H 的作用像一把钥匙,用来打开和入侵人类或动物的细胞;N 能破坏细胞的受体,使病毒在人或动物体内自由传播。根据禽流感病毒所含 H 蛋白和 N 蛋白的情况,可将禽流感分为不同的类型,如 H_7N_9、H_5N_1、H_9N_2 等。国内曾经报道过禽流感病毒感染人的情况。人类主要通过呼吸道传播、近距离接触染病的禽鸟或其粪便而感染禽流感病毒。目前尚无人与人之间传播的确切证据。

(2)症状及处理

人感染了禽流感病毒后,经过 10 天左右的潜伏期,身体会出现一些症状,如类似流感的症状(发热、咳嗽、喉咙痛、肌肉痛等)或严重的呼吸系统感染(肺炎)及眼部感染(结膜炎)。较严重的类型可引起呼吸微弱、多种器官衰竭,甚至死亡。老年人、儿童及长期患病的人一旦受到感染,容易出现一些并发症。由禽流感病毒(H_5N_1、H_7N_9 等)引起的症状比一般流感严重,必须接受住院治疗。

(3)预防措施

染病的禽鸟及其粪便都可能带有病毒,因此预防禽流感应注意以下几点:

①妥善处理家禽及禽蛋。接触活禽和禽蛋后,应及时用洗手液和清水彻底洗净双手;沾有禽鸟粪便或污渍的蛋应清洗干净;烧菜时,应将禽

类食材烧至熟透。

②注意个人卫生。经常洗手,保持双手清洁;在照顾发烧或呼吸道感染的病人时,应戴口罩;出现类似流感的症状时,应及时到医院就诊,避免去人多或空气不流通的地方。

③保持环境卫生。保持室内空气流通,经常打扫卫生。

④在有禽流感病例出现的地区旅游时,应注意避免接触禽鸟及其粪便;旅途中如身体不适,特别是出现发烧或咳嗽症状,应戴上口罩,立即通知领队,尽快去医院就诊;回家后,如果出现了类似流感的症状,应立即去医院,告诉医生最近旅游去过的地方;戴上口罩,防止传染给其他人。

目前暂无有效的疫苗接种。季节性流感疫苗(目前由疾病预防控制中心提供,每年接种一次)不能预防禽流感(H_5N_1和H_7N_9)。

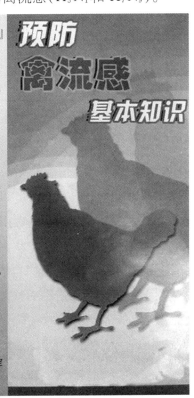

图 2-2 预防禽流感基本知识

表 2-1　禽流感和普通流感对比表

	禽流感	普通流感
传播途径	禽流感病毒迄今只能通过禽传染给人,不能通过人传染给人	以人际传播、空气飞沫传播为主,流感患者及隐性感染者为主要传染源
潜伏期	人禽流感潜伏期多为1~3天,通常在7天以内	流感的潜伏期为1~4天,平均为2天。发病后1~7天有传染性,病初2~3天传染性最强
临床症状	感染后的症状主要表现为发烧、咳嗽、流涕、肌痛等,多数伴有严重的肺炎,严重者心脏、肾脏等多种脏器衰竭导致死亡	起病急,畏寒、发热、头痛,体温在24小时内达到高峰,39~40℃甚至更高。可伴有咽痛、流涕、流泪、咳嗽等呼吸道症状
易感人群	在已发现的感染病例中,13岁以下儿童所占比例较高,病情较重,属于易感人群	最易感染流感的4类人群分别是:老年人,儿童,患有肝病、肾病、心脏病等慢性病的人群以及经常接触流感人群的医护人员
病死率	人高致病性禽流感(H_5N_1)病死率达60%	普通流感可致死,但病死率较低
防治疫苗	各国正在加紧研制预防禽流感的疫苗	有可预防流感的疫苗,接种时间多为10~11月中旬,每年接种1次

2.4　艾滋病

(1)病原体及传播方式

艾滋病是由人类免疫缺陷病毒引起的传染病。该病毒主要存在于病毒携带者的血液、精液或阴道分泌物内,可由以下途径传播:

①性接触:与感染了艾滋病病毒的人发生了无保护的性行为。

②共用针具:与感染了艾滋病病毒的人共同使用了注射器或其他相关的注射器具。

③母婴接触:受感染的妇女在怀孕、分娩及母乳喂养过程中将病毒传给婴儿。

④输入了受艾滋病病毒污染的血液或血制品。

日常生活接触,如握手、拥抱、吻面颊、一起吃饭及共用洗手间等都不会传染。此外,目前也没有证据显示蚊虫叮咬可以传播艾滋病病毒。

一起谈话　握手、拥抱　咳嗽、打喷嚏　共用文具　共用劳动工具

日常接触不传播

一起吃饭　一起沐浴　共用被褥　一起游泳　蚊虫叮咬

图 2-3　艾滋病病毒日常接触不传播

(2) 症状及处理

大部分感染艾滋病病毒的人早期不会有任何明显的症状。如果没有接受治疗,约一半受感染的人会于 10 年内发病,成为艾滋病患者。感染病毒一段时间后,当感染者的免疫系统受到严重破坏时,便容易发生机会性感染或出现某些肿瘤。机会性感染,是指在艾滋病感染者的免疫能力下降时,一些病原体乘虚而入引起的感染。这些病原体在一般情况下对抵抗力正常的人没有威胁。

虽然目前还没有根治艾滋病的方法,但已有药物可有效地应对艾滋病病毒感染及其引发的并发症。抗艾滋病病毒药物能抑制病人体内的艾滋病病毒复制,降低病毒载量至检测不到的水平,减轻免疫系统受破坏的程度。

如何诊断艾滋病病毒感染

我们不能从外表看出谁已经感染了艾滋病病毒,但受感染者却可将病毒传染他人。进行艾滋病病毒抗体测试可以确定一个人是否感染。一般而言,当人体受到外来感染入侵时,免疫系统会通过产生抗体来抵御入侵者,但艾滋病病毒的抗体对人体并没有保护作用。艾滋病病毒抗体检测就是要检查血液内有没有这种抗体,以确定一个人是否受感染,如果检测结果为阳性,则表示已受感染。

"窗口期"是什么

"窗口期"是指从身体受艾滋病病毒感染到艾滋病病毒抗体检测能够查出抗体的一段时间。艾滋病的窗口期取决于检测手段及其灵敏程度,另一方面也受个体差异影响。如今普遍使用的三代检测手段可将窗口期缩短到 20~30 天。受艾滋病病毒感染的人若在"窗口期"内进行艾滋病病毒抗体检测,结果有可能会呈阴性,但体内却带有艾滋病病毒,并能传染给他人。

(3)预防措施

①为保护自己及性伴侣,进行性行为时最好使用安全套。正确使用安全套可降低受艾滋病病毒感染的机会,与性伴侣彼此维持单一的亲密关系亦可降低感染机会。

②切勿在饮酒或吸毒后进行性行为,因为酒精及毒品会影响判断能力,降低警觉性。

③切勿与他人共用注射器及其他相关的注射器具。

④建议身处艾滋病流行区或伴侣是艾滋病感染者的孕妇尽早接受艾滋病病毒抗体检测。尽早发现艾滋病病毒感染,可采取合适的药物治疗受感染的孕妇,通过有效的方法降低病毒由母体传给胎儿的机会。

2.5 手足口病

(1)病原体及传播方式

手足口病是一种常见于儿童的疾病,通常由肠病毒如柯萨奇病毒和肠病毒 71 型引起。肠病毒 71 型引起的手足口病备受关注,因为它有可能会引起严重后果(如

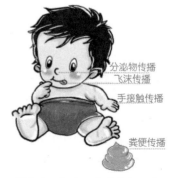

图 2-4 手足口病的传播方式

病毒性脑膜炎、脑炎、类小儿麻痹瘫痪），甚至死亡。手足口病的高峰期一般在初夏至秋季，有时冬天也会出现。手足口病主要通过接触患者的鼻或喉咙分泌物、唾液、破的水泡、粪便或触摸受污染的东西而感染。

(2)症状及处理

该病的潜伏期为3~7天。发病后大部分患者都会在1周内自行痊愈。发病初期，通常会出现发烧、食欲不振、疲倦和喉咙痛。1~2天后，口腔内出现疼痛的溃疡。另外，手掌及脚掌亦会出现红疹。这些红疹并不很痒，有时会带有小水泡。患者在生病的第1个星期传染性最高，而病毒可在其粪便中存活数星期。痊愈后，患者身体里会产生相应的抗体，但由于发生手足口病的病毒不止一种，因此，以后仍有可能感染由其他病毒引起的手足口病。

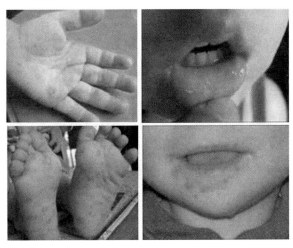

图2-5 手足口病的症状

目前还没有治疗手足口病的特效药物。儿童生病，父母要细心观察，如出现持续高烧、神情呆滞或病情恶化等情况，应及时送医院进行治疗。为了避免把病毒传染给别人，患病的儿童应该避免上学或参加集体活动，直到所有水泡变干。如感染是由肠病毒71型引起，患者应在水泡变干后，在家再休息2个星期。

(3)预防措施

目前还没有疫苗可以有效预防手足口病,因此良好的卫生习惯最为重要。

①经常洗手以保持双手清洁,尤其是上厕所后。

②打喷嚏或咳嗽时要掩着嘴巴和鼻子。

③对被分泌物或排泄物污染的物体或环境进行清洁。

④避免与患者有亲密接触,如接吻、拥抱、共用餐具或杯子等。

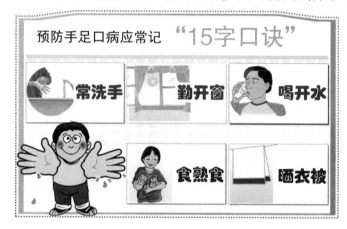

图 2-6　手足口病的预防措施

2.6　乙型肝炎

 (1)病原体及传播方式

肝炎指肝脏炎症,可以由病原体感染、酒精、药物、化学药品及遗传性疾病引起。肝炎中最常见的乙型肝炎(简称"乙肝")是由乙肝病毒所引起的。乙肝病毒可存在于患者的体液中,并通过下列途径传播给其他人:

①母亲在怀孕或分娩期间传染给婴儿。

②血液接触。直接接触带病毒血液;与人共用受污染的个人物品,如牙刷、刮胡刀或指甲钳等;与人共用受污染的注射器;使用带病毒的工

具穿耳孔、文身或针灸;输入受病毒污染的血液或血液制品。

③性接触。

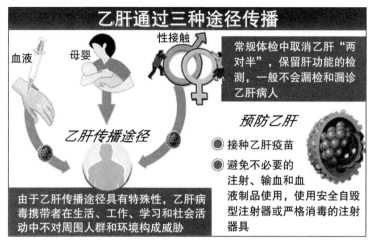

图 2-7 乙肝的传播途径及预防措施

🌱 (2)症状及处理

由乙肝病毒感染所致的疾病,包括急性乙肝、慢性乙肝、乙肝肝硬化等。部分感染者体内可长期有病毒存在而无肝炎症状,肝功能也正常,称为"乙肝病毒携带者"。这些人也可能在以后患上慢性肝炎,导致肝脏永久损坏甚至患肝癌。肝炎的常见症状包括发热、食欲减退、恶心、呕吐、腹痛、眼白变黄、小便深色及大便呈泥土色或变浅色,出现上述症状应及时就医。此外,即使没有症状,乙肝病毒携带者和慢性乙肝患者也应定期到医院复查。

🌱 (3)预防措施

①注射乙肝疫苗。出生后 0、1 及 6 个月各注射 1 针,当体内抗体滴度不足时,需再接受加强针注射。

②避免与人共用针筒、刮胡刀、牙刷及其他可能受血液污染的物品。

③正确地清洗和包扎伤口。

④接触体液时须戴上手套。
⑤对受血液污染的物品进行消毒。
⑥进行性行为前应采取安全预防措施。
⑦若婴儿的母亲为病毒携带者,婴儿须在出生后 24 小时内接受额外的乙肝免疫球蛋白注射。

2.7 麻疹

(1)病原体及传播方式

麻疹由麻疹病毒所引起。麻疹病毒可通过空气中的飞沫或直接接触病人的鼻咽分泌物传播,后者传播的概率较低。麻疹是一种高传染性的疾病。病人从出疹前 4 天到出疹后 4 天内都可把病毒传染给别人。

(2)症状及处理

麻疹的潜伏期为 7~18 天。发病初期主要表现为发烧、咳嗽、流鼻涕、眼红及口腔黏膜出现白点等症状。3~7 天后皮肤会出现红疹,通常由面部扩散到全身,维持 4~7 天,也可长达 3 周,留下褐色斑痕或出现脱皮。严重者呼吸系统、消化道及脑部受损,甚至死亡。

麻疹病人必须被隔离。目前虽然没有特定的治疗方法,但对症治疗可以减轻症状,由细菌引起的并发症可采用抗生素治疗。

(3)预防措施

①预防麻疹最有效的方法是注射麻疹疫苗。
②保持良好的个人及环境卫生。保持室内空气流通;保持双手清洁,并用正确的方法洗手;打喷嚏或咳嗽时应掩着嘴巴和鼻子,并妥善清理嘴巴和鼻子排出的分泌物;双手被呼吸系统分泌物弄脏后(如打喷嚏后)要立即洗手。
③彻底清洁患儿用过的玩具和家具。

④患病的儿童在出疹后的 4 天内不应上学,避免将疾病传染给其他人。

2.8 狂犬病

(1)病原体及传播方式

狂犬病是一种由狂犬病毒引起的中枢神经系统传染病,可影响哺乳类动物,如狗、猫、狐、蝙蝠和人。被带病毒的动物咬伤或抓伤,或者伤口被带病毒的动物舔后,动物唾液内的病毒可经伤口侵入人体,沿着神经到达脑部。目前还没有出现人与人之间传染的病例。

(2)症状及处理

狂犬病的潜伏期短则几天,长则数年,通常为 3~8 周。发病初期无特殊症状,临床表现与流感症状相似,如疲倦、发烧或头痛,可能持续数天。之后,受伤部位附近可能有麻痹或刺痛的感觉。数天后,患者可出现焦虑、神志不清、咽喉肌肉痉挛、瘫痪、昏迷,甚至死亡。一旦发病,后果相当严重。因此,患者要及早就医,对症治疗。

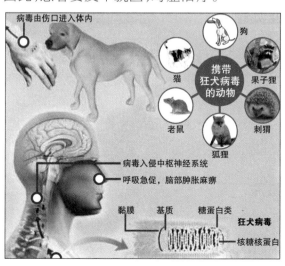

图 2-8 狂犬病

(3)预防措施

①必须给狗打兽用狂犬病疫苗。

②不要和来历不明的动物接触,包括狗、猫、猴等。

③被动物咬伤后,尽快用清水及肥皂清洗伤口,然后前往附近的医院接受治疗。如有需要,应尽快注射狂犬病疫苗。接种疫苗越早,其效果越好。

2.9 急性腹泻

(1)病原体及传播方式

急性腹泻(急性肠道传染病)可由多种不同的病原体引起,常见的病原体为副溶血性弧菌、沙门氏菌、诺如病毒和轮状病毒,其他病原体包括霍乱弧菌、痢疾杆菌及O157:H7型大肠杆菌等。急性腹泻主要通过水、食物、接触和苍蝇等媒介传播。该病可发生于任何年龄段的人,其中以儿童最容易感染。

(2)症状及处理

由细菌引起的急性腹泻一般潜伏期为数小时至5天,病毒引起的急性腹泻潜伏期为1~2天。急性腹泻病人会有连续多次的稀烂或水样大便,还会出现呕吐及发热。病情通常温和,一般会自然痊愈,但部分较严重者可能会出现脱水甚至休克。腹泻情况严重的病人应及时到医院就诊,最好不要自己盲目购买药物服用。

(3)预防措施

①保持良好的个人卫生,烧饭做菜、饭前便后要洗手。

②保持良好的饮食卫生,尽量避免吃生的食物,尤其是老年人、儿童和孕妇。

2.10 血吸虫病

(1)病原体及传播方式

血吸虫病是由血吸虫引起的一种慢性寄生虫病。在我国,血吸虫病都是由日本血吸虫引起的。日本血吸虫分布在中国、日本、菲律宾和印度尼西亚,这种血吸虫是日本人在日本首先发现的,故命名为"日本血吸虫"。感染血吸虫病的人或其他哺乳动物经粪便排出虫卵,若粪便污染了水,虫卵就被带进水中,在水里孵出毛蚴。毛蚴能在水中自由游动,并主动钻入水中的钉螺体内,发育成母胞蚴,进行繁殖,产生子胞蚴。子胞蚴再经一次繁殖,产生大量尾蚴,尾蚴离开钉螺在水中自由游动。人们因生产劳动、生活用水、游泳戏水等各种方式与含有尾蚴的水接触后,尾蚴便能很快钻进人体皮肤,随即转变成童虫,经过一定时间的生长发育,最终在肝、肠附近的血管内定居下来,并发育成熟,成为成虫。雌、雄成虫结伴合抱,交配产卵,每条雌虫每天可产卵两三千个。

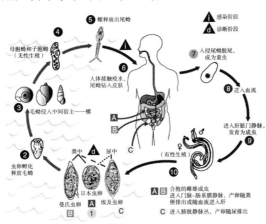

图 2-9 血吸虫病原体生活史

(2)症状及处理

患者接触疫水 1~2 天后,可出现尾蚴性皮炎。潜伏期长短不一,大多数患者在感染后 35~56 天出现症状。一般无明显症状,患者有不同程度的消瘦、乏力,少数有轻度的肝、脾肿大。如感染较重,可出现腹泻、腹痛、黏液血便等。肝脏肿大是晚期病例的常见症状,往往与腹腔积水及腹腔血管高压有关。在这种情况下,还可能出现脾脏肿大。检测粪便或尿液标本中寄生虫卵可以用来诊断血吸虫病。吡喹酮是唯一可用于治疗各种类型血吸虫病的药物。

 (3)预防措施

①查治病人、病牛,控制传染源。

②控制和消灭钉螺。

③加强粪便管理,做好个人防护。结合爱国卫生运动,管好人、畜粪便,防止污染水源,如建造无害化粪池、粪尿混合贮存等。流行季节应加强个人防护,可涂擦防护药物或口服预防药物。

2.11 霍乱

 (1)病原体及传播方式

霍乱是一种由霍乱弧菌所引起的急性肠道传染病。发病高峰期在夏季。

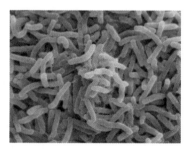

图 2-10 霍乱弧菌

(2)症状及处理

潜伏期从数小时至5天不等,一般是2~3天。大部分患者只会出现轻微病征,例如轻微腹泻或呕吐;病情严重者可出现突发性腹泻,大便呈米水状,带有鱼腥味,同时伴有恶心和呕吐症状。患者若未能及时接受适当治疗,有可能因严重脱水而死亡。霍乱弧菌能产生霍乱毒素,造成分泌性腹泻,即使不再进食也会不断腹泻。

 (3)预防措施

①对病人进行隔离治疗,防止病人的排泄物污染水源。
②养成良好的个人卫生习惯。
③健康卫生饮食。
④保持环境卫生。

2.12 发热伴血小板减少综合征

 (1)病原体及传播方式

发热伴血小板减少综合征,俗称"蜱虫病",是由一种新发现的布尼亚病毒引起的传染病,2009年首先确认于我国。该病病原体简称"新型布尼亚病毒",通过蜱虫叮咬而传播。直接接触病人(特别是急性期患者)的血液或血性分泌物可能会导致感染。

 (2)症状及处理

该病潜伏期尚不清楚,可能为1～2周。急性起病,主要临床表现为发热和血小板减少。患者体温多在38 ℃以上,重者持续高热,可超过40 ℃,发热时间可达10天,伴有乏力、明显食欲缺乏、恶心、呕吐等症状。部分病例有头痛、肌肉酸痛、腹泻等症状。体格检查常有颈部及腹股沟等浅表淋巴结肿大伴压痛、上腹部压痛及相对缓脉。少数病例病情危重,出现意识障碍、皮肤淤斑、消化道出血、肺出血等,可因休克、呼吸衰竭、弥散性血管内凝血等多脏器功能衰竭而死亡。此病无特异性治疗手段,主要采用对症治疗。

(3)预防措施

①尽量避免进入蜱类主要栖息地,如草地、树林等。如需进入,应注意做好个人防护,避免皮肤裸露,穿长袖衣服,扎紧裤腿,不要穿凉鞋;返回后,仔细检查身体和衣物是否有蜱虫叮入或附着,需要特别注意头皮、腰部、腋窝、腹股沟及脚踝下方等部位。

②在裸露的皮肤上涂抹驱避剂,如避蚊胺,可维持数小时。需要使用遮光剂或防晒用品时,先涂抹遮光剂或防晒用品,然后涂抹驱避剂。

③一旦发现有蜱虫叮咬或钻入皮肤,切不可生拉硬拽,以免蜱虫的头部留在皮肤内。可用酒精涂在蜱虫身上,使蜱虫头部放松或死亡,再用尖头镊子取出蜱虫,或用烟头、香头轻烫蜱虫露在体外的部分,使其头部自行慢慢退出。清除后,再用碘酒或酒精做局部消毒处理,并随时观察身体状况。如出现发热、叮咬部位发炎破溃及红斑等症状,应及时就诊,避免错过最佳治疗时机。即使未发现被蜱虫叮咬,从疫区回来的人也应随时观察身体状况,如出现发热等症状,应警惕。

④发现蜱虫时,无论是在人或动物体表,还是游离在墙面、地面,不要用手直接接触,甚至挤破,要用镊子或其他工具夹取,然后烧死;如皮肤不慎接触蜱虫,尤其是蜱虫挤破后的流出物,要进行消毒。

2.13 正确洗手,预防传染病

(1)什么时候需洗手

①在触摸眼睛、嘴巴或鼻子前,先洗手。
②做吃的或吃东西前要洗手。
③处理被粪便、呼吸道分泌物或其他体液(血液、尿液等)污染的东西后要洗手。
④触摸手扶电梯扶手、升降电梯按钮、门把手等公用设施之后要洗手。

⑤上厕所后要洗手。
⑥到医院探访前后要洗手。
⑦接触动物后要洗手。

（2）如何正确洗手

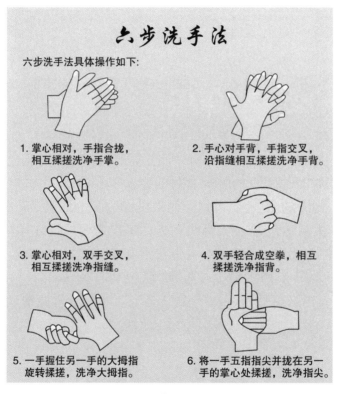

图 2-11　六步洗手法示意图

①先把手淋湿。
②用肥皂或洗手液洗手，擦出泡沫。
③最少用 20 秒时间揉搓手指、指甲四周、手掌和手背，揉搓时不要冲水。
④揉搓后，再用清水将双手彻底冲洗干净。
⑤双手冲洗干净后，不要再直接触摸水龙头，可先用手纸包裹着水龙头，或泼水将水龙头冲洗干净后再把水龙头关上。
⑥用手纸、消毒过的手巾或烘手机把双手弄干。

第 3 章 合理膳食与食品安全

3.1 人体所需营养素

人体持续不断地进行自身结构的更新,所需要的能量和各种营养素都来源于食物。我们今天吃的食物中有一部分明天就会变成"你自己",因此,最好的食物应该能维持强健的肌肉、完好的骨骼、健康的皮肤和充足的血液。

人体需要能量,但量要适宜。如果摄入过多的能量,那么多余的能量就会转换成脂肪,储存在人体内。人体不仅需要能量,还需要蛋白质、脂类、碳水化合物、矿物质和维生素五大类营养素,以及其他食物成分(水、膳食纤维)。其中矿物质包括钾、钠、钙、镁、硫、磷、氯 7 种常量元素和碘、硒、铜、钼、铬、钴、铁、锌等微量元素。维生素有脂溶性的维生素 A、D、E、K 和水溶性维生素 C、B_1、B_2、PP、B_6、B_{12} 以及叶酸等。

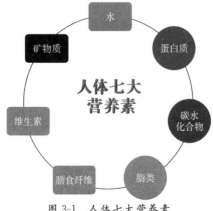

图 3-1 人体七大营养素

(1)营养素对机体的作用

①构成机体组织、促进生长和自我更新。蛋白质是更新、修补人体组织的主要营养素;无机盐构成牙齿、骨骼和一些酶;水分构成机体的细胞内液和细胞外液;脂肪构成组织细胞膜和外界神经组织。人体水分占身体总重量的60%~65%、蛋白质占18%、脂肪占13%、无机盐占4%。

②为机体提供能量。蛋白质、脂肪、碳水化合物在体内可分解成二氧化碳和水,同时释放出热量,维持机体的活动。3种营养素提供给机体能量的适宜比例为碳水化合物50%~65%、脂肪20%~30%、蛋白质10%~15%。

③调节机体的生理活动。人体就像一座庞大、复杂的生化工厂,随时都在进行着生化反应,维持机体的新陈代谢。在这一过程中,蛋白质主要根据遗传信息调节激素和酶的作用,并与水、无机盐共同作用,调节体液的酸碱平衡。无机盐主要调节机体的酸碱平衡,并有促进肌肉兴奋的作用。维生素参与机体各生理过程的新陈代谢活动。

(2)各类营养素的食物来源

表3-1 各类营养素的食物来源

碳水化合物	主要来自粮谷类、薯类食物,也可来自纯能量食物(糖、糖果)
蛋白质	分为动物性蛋白质和植物性蛋白质,分别来自奶、蛋、水产品、畜肉、禽肉和粮谷、豆类等
脂肪	主要来自动物性油脂、植物性油脂(如大豆油、菜子油、玉米油、芝麻油等)
无机盐	钙、锌主要来自奶及奶制品、水产品;铁主要来自血液、肝脏、瘦肉;铜、镁主要来自绿叶菜、菌藻类、硬果类
维生素	维生素A、D、E主要来自奶及奶制品、蛋、粗粮、动物内脏;维生素B_1、B_2、C主要来自粮谷、菜、水果、动物内脏等
膳食纤维素	膳食纤维素对促进良好的消化和排泄固体废物有着举足轻重的作用,主要来自未加工和粗加工的谷类、豆类、蔬菜、水果等

3.2 个人营养的目标

营养的最高境界是合理营养。合理营养的要求是不仅要满足机体对能量和营养素数量上的需求,还要保证营养素之间的适宜比例关系。合理营养对健康有以下几个方面的作用:

①保证儿童的正常生长发育。
②满足各类特殊人群(如孕产妇、老人、婴幼儿等)的营养需要。
③增强特殊环境下人群的抵抗力、耐受性、适应性。
④预防因营养素缺乏而引发的相关疾病。
⑤辅助各种疾病的治疗。

营养失去平衡可产生营养不良。营养不良是指由于一种或一种以上营养素的缺乏或过剩所造成的机体健康异常或疾病状态。营养不良有两种表现,即营养缺乏和营养过剩。

表 3-2　常见营养不良导致的疾病

常见营养缺乏性疾病	常见营养过剩相关疾病
维生素 A——眼干燥症	肥胖
维生素 D、钙——佝偻病	高血压
维生素 B_1——脚气病	脂肪肝
维生素 B_2——口角炎、唇炎	痛风
铁——贫血	高血脂
碘——儿童智力低下	糖尿病

3.3 怎样看待营养补充剂

营养补充剂是指以补充维生素和矿物质而不以提供能量为目的的产品。营养补充剂的作用是补充膳食供给的不足,预防营养缺乏和降低某些慢性病发生的危险性,已被纳入保健食品管理。营养补充剂的主要特点是不以食物为载体。它虽然以胶囊、片剂或口服液等剂型出现,但不是药物,所以不宜当作药物来治疗疾病。我们平时所食用的各种食物中除含有营养素以外,还含有其他膳食成分,如多种植物化学物质,都有利于预防慢性病和保持健康。因此,健康人群应主要通过合理营养、平衡膳食来满足机体营养需要。对于那些通过膳食仍不能满足营养需要的人群,可根据自身的生理特点和营养需求来选择合适的营养补充剂。

3.4 科学评价胆固醇

胆固醇对人体的生理意义主要包括:

①参与细胞膜和神经纤维的组成。

②内分泌腺合成性激素、肾上腺皮质激素等的原料。

③转化为 7-脱氢胆固醇,经日光中的紫外线照射,转变成维生素 D_3。

④转化为胆酸盐,乳化脂肪,促进脂肪的消化。

⑤刺激 T 细胞生成白介素-2。

⑥有助于血管壁的修复和保持完整。若血清胆固醇含量偏低,血管壁会变得脆弱,有可能引起脑出血。

另外,国外的一些研究显示,胆固醇水平过低可能影响人的心理健康,造成性格改变,也可能使某些恶性肿瘤发生的概率增加。

人体胆固醇有两个来源:一是内源性的,主要是由肝脏利用乙酸及其前体合成,是人体内胆固醇的主要来源;二是外源性的,即机体从食物中吸收而来的。

膳食胆固醇的吸收率约为 30%。过去受美国"脂质假说"的影响,胆固醇被认为与高脂血症、动脉粥样硬化、冠心病等相关,但是近几年的研究未发现胆固醇摄入量与冠心病和死亡有关,不少的专业人士也对以前的研究结果提出异议。因此,目前对健康人群胆固醇的摄入不再严格限制,而且适量的胆固醇摄入被认为是人体必需的,可以帮助修复受损的血管壁;对膳食胆固醇敏感的人群和代谢障碍的人群(如患糖尿病、高血脂、动脉粥样硬化、冠心病等疾病的病人),必须严格控制膳食胆固醇和饱和脂肪酸。

3.5 膳食纤维如何影响健康

膳食纤维是指植物的可食部分中不能被人体小肠消化吸收、对人体有健康意义、聚合度不小于3个糖单位的碳水化合物,包括纤维素、半纤维素、果胶、木质素、菊粉等。

膳食纤维虽然不能被消化吸收,但对人体具有重要的生理作用,对维持人体健康必不可少。食品法典委员会在2004年第26届会议中指出,膳食纤维至少具有以下几种生理功能:增加粪便的体积,软化粪便,刺激结肠内的发酵,降低血中总胆固醇和(或)低密度胆固醇的水平,降低餐后血糖或胰岛素水平。因此,膳食纤维具有预防便秘、血脂异常及糖尿病的作用,有益于肠道健康。

膳食纤维在植物性食物中含量丰富,蔬菜中一般含3%、水果中含2%左右。由于加工方法、食用部位及品种不同,膳食纤维含量也不同。胡萝卜、芹菜、荠菜、菠菜、韭菜等的膳食纤维含量高于西红柿、茄子等,菠萝、草莓、荸荠等的膳食纤维含量高于香蕉、苹果等。同种蔬菜或水果的边缘表皮或果皮的膳食纤维含量高于中心部位,如果食用时将其去掉,就会损失部分膳食纤维。因此,食用未受污染的蔬菜及水果时,应尽可能清洗干净后将果皮与果肉同食。

中国营养学会建议正常成年人每天摄入膳食纤维25～30克。要达到这个目标,就相当于要保证每天摄入50～100克粗粮、300～500克蔬菜、200～400克水果和30～50克大豆。

3.6 合理营养,平衡膳食

(1)《中国居民膳食指南》

《中国居民膳食指南》以营养科学原理为基础,针对当前主要的公共卫生问题,提出我国居民食物选择和身体活动的指导意见,其目的是实现平衡膳食,满足居民每日膳食营养素参考摄入量的要求。《中国居民膳食指南》最新版修订于2016年,内容包括一般人群膳食指南、特定人群膳食指南和中国居民平衡膳食实践三部分。一般人群膳食指南适用于2岁以上健康人群,结合我国居民的营养问题,提出 6 条核心推荐内容：

①食物多样,谷类为主。

②吃动平衡,健康体重。

③多吃蔬菜、奶类、大豆。

④适量吃鱼、禽、蛋、瘦肉。

⑤少盐少油,控糖限酒。

⑥杜绝浪费,兴新食尚。

(2)膳食宝塔助你实现均衡营养

中国居民平衡膳食宝塔是根据《中国居民膳食指南(2016)》的核心内容,结合中国居民膳食实际情况,把平衡膳食的原则转化为各类食物的数量和比例的图形化表示,体现一种营养上比较理想的膳食模式。

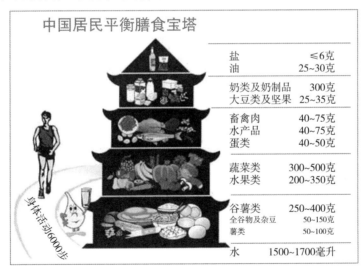

图 3-2　中国居民平衡膳食宝塔(2016)

膳食宝塔共分 5 层：谷薯类食物位居底层,每人每天应吃 250～400 克；蔬菜和水果居第 2 层,每天应吃 300～500 克和 200～350 克；鱼、禽、肉、蛋等动物性食物位于第 3 层,每天应吃 120～200 克(鱼虾类 40～75 克,畜禽肉类 40～75 克,蛋类 40～50 克)；奶类和大豆及坚果类食物合居第 4 层,每天应吃相当于鲜奶 300 克的奶及奶制品和相当于干豆 25～35 克的大豆及坚果;第 5 层塔顶是油和食盐,每天食用的油不超过 25～30 克,食盐不超过 6 克。轻体力活动的成年人每日至少饮水 1500～1700 毫升(约 6 杯)。建议成年人每天进行累计相当于步行 6000 步以上的身体活动;如果身体条件允许,最好进行 30 分钟中等强度的运动。

3.7 如何看懂食品营养标签

(1) 第一步:看日期

保质期和生产日期是必须要看的。在保质期之内,应当选择距离生产日期最近的产品。虽然没有过期,食物仍具有安全性和口感,但毕竟随着时间的延长,其中的营养成分或保健成分会有不同程度的降低。

(2) 第二步:看配料表

国家规定食品中使用的配料(包括食品添加剂)都要在标签上标示出来,标示的顺序按数量由多到少。通过配料表可以确定是否是我们真的要购买的食品。

食品添加剂不是坏东西,只是有些不法商贩把不能添加在食品里的添加剂添加到食品里了。当然超量食用食品添加剂的话,也会给身体带来危害。如超市里为"派"的配料小麦粉、白砂糖、鸡蛋、精炼植物油、奶粉、代可可脂、可可粉、乳清粉、低聚糖、葡萄糖浆、山梨糖醇、食用盐、食用碳酸钙等。其中除三四种天然成分外,其余都是添加剂,可见其营养品质较低。

(3) 第三步:看营养成分

《预包装食品营养标签通则》于 2013 年 1 月 1 日正式施行,标志着我国开始全面推行食品营养标签管理制度,这对于指导公众合理选择食品、促进膳食营养平衡、降低慢性非传染性疾病风险具有重要意义。食品营养标签规定至少要标出能量、蛋白质、脂肪、碳水化合物和钠离子的含量占营养素参考值(NRV)的百分比。食品配料含有或生产过程中使用了氢化和部分氢化油脂时,在营养成分表中还应标示出反式脂肪(酸)的含量。

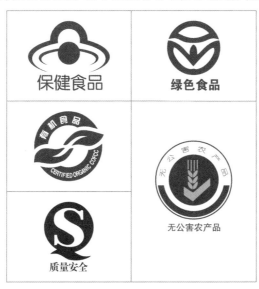

图 3-3　常见与食品相关的标识

(4) 第四步:看安全标识

现在市场上的食品五花八门,绿色食品、无公害食品、有机食品等都各有自己的标识。其实这些食品的营养价值并非就比普通的高,但是有条件的可以选择吃有机食品,因为种植有机食品的土地一般是 3 年以上没使用过农药、化肥的。

(5) 第五步:看特殊标识

有些保健品是一定要看特殊标识的,比如功效和含量,最重要的还是适应人群。比如要送礼给糖尿病的病人,如果你挑选了含糖量很高的食品,就不合适了;若送了标识"不含蔗糖"几个大字而配料表却标识含有麦芽糖的食品,又被病人吃了,那就麻烦大了。除此之外,还要看保健品的产地和品牌。

3.8 病人膳食

为病人选择合适的膳食非常重要。膳食的准备应以病人的病情和生活习惯作为基本要求,可以参考医院病人常规膳食的制作。病人膳食包括普通膳食、软食、半流质膳食及流质膳食4种形式。

①普通膳食。普通膳食简称"普食",是病人膳食中最常见的一种类型。普食与健康人膳食基本相似,主要适用于膳食无需限制、体温正常或接近正常、消化功能无障碍以及恢复期的病人,如眼科、骨科、妇科以及内外科患者的恢复期等。普食符合平衡膳食的要求,可使患者在患病期间能够获得良好的营养。

②软食。软食是介于普食和半流质膳食之间的膳食,比普食易消化,适用于轻度发热、消化不良、咀嚼功能欠佳而需进食质软、少渣、块小食物的病人,恢复期病人及老人、幼儿等,也可作为术后病人的过渡饮食。软食的要求基本上与普食相同,总能量可略低于普食,蛋白质按正常摄入量供给。主食可选用软米饭、馒头、面条、包子、饺子等,副食原料应少含膳食纤维及较硬的肌肉纤维,并剁碎、制软。

③半流质膳食。半流质膳食介于软食与流质膳食之间,外观呈半流体状态,比软食更易消化吸收,多适用于发热较高、身体虚弱、患消化道疾病或口腔疾病、咀嚼吞咽困难的患者,以及手术后的病人及刚分娩的产妇等。食物呈半流体状,易于咀嚼、吞咽和消化吸收。主食可选用面条、馄饨、稀饭、面片、藕粉等。副食中的肉类宜选用瘦嫩的部分并制成泥、丸状,虾可取仁;蛋类除油煎炸外,其他烹调方法均可;豆类宜制成豆腐、豆浆、豆腐脑等;蔬菜可食用少量切碎的嫩菜叶,另外可添加菜汁、果汁。

④流质膳食。流质膳食是一种将全部食物制成流体或在口腔内能融化成液体的饮食,较半流质膳食更易吞咽和消化。此膳食所提供的能量、蛋白质及其他营养素均较少,故不宜长期使用。流质膳食适用于高热、口腔咽部手术引起的咀嚼吞咽困难、急性消化道炎症、食管狭窄、急性传染病、大手术前后的病人及极度衰弱的病人。

3.9 食品安全

食品安全是指食品无毒、无害,符合营养要求,对个体健康不造成任何急性、亚急性或者慢性危害。

 (1)食物中毒

食物中毒是指食用被有毒有害物质污染的食物,或误食本身含有毒有害物质的食物,引起的急性、亚急性疾病。食物中毒分为细菌性食物中毒、真菌毒素中毒、动物性食物中毒、植物性食物中毒和化学性食物中毒。

食物中毒后往往都有胃肠道症状,具体表现为恶心、剧烈呕吐、腹泻,伴有中上腹部疼痛;常会因上吐下泻而出现脱水症状,如口干、眼窝下陷、皮肤弹性消失、肢体冰凉、脉搏细弱、血压降低等,甚至休克。

食物中毒应急处理要点:

①立即停止食用可疑食品,喝大量洁净水以稀释毒素,用筷子或手指向喉咙深处刺激咽后壁、舌根进行催吐,并及时就医。用塑料袋留好呕吐物或大便,带去医院检查,有助于诊断。

②病人出现抽搐、痉挛症状时,马上将其移至周围没有危险物品的地方,并取来筷子,用手帕缠好塞入病人口中,以防止病人咬破舌头。

③症状无缓解迹象,甚至出现失水明显、四肢寒冷、腹痛腹泻加重、面色苍白、大汗、意识模糊、说胡话或抽搐,以至休克迹象,应立即送医院救治。

④了解与病人一同进餐的人有无异常,并告知医生和一同进餐者。

⑤及时向当地疾病预防控制机构或市场监督管理部门报告。

食物中毒预防要点:

①不食用病死的畜禽肉,不吃变质、腐烂、过期食品。

②不要采摘、捡拾、购买、加工和食用来历不明的食物,不食用死因不明的畜禽或水产品以及不认识的野生菌类、野菜和野果。

③加工、贮存食物时要做到生、熟分开。食物必须煮熟煮透,不生吃

海鲜、河鲜、肉类,隔夜的食品必须加热煮透后方可食用。

④要做好自备水的防护,保证水质卫生安全,不要饮用未经煮沸的生活饮用水。

⑤妥善保管有毒有害物品,农药、杀虫剂、杀鼠剂和消毒剂等不要存放在食品加工经营场所,避免被误食、误用。

⑥不吃发芽的土豆,四季豆要煮透才可食用。

⑦碗筷等餐具应定期煮沸消毒。

⑧生的蔬菜、水果可能沾染病菌、寄生虫卵和有毒有害化学物质,生吃前应在盐水里浸泡10分钟,再用干净的水彻底洗净。

> **常见的食物中毒**
>
> ①细菌性食物中毒:沙门氏菌食物中毒,葡萄球菌食物中毒,肉毒梭菌毒素食物中毒,副溶血弧菌食物中毒,变形杆菌食物中毒,大肠杆菌O157:H7食物中毒。
>
> ②真菌毒素食物中毒:赤霉病麦食物中毒,霉变甘蔗中毒。
>
> ③动植物性食物中毒:河豚中毒,鱼类引起的组胺中毒,贝类中毒,毒蘑菇中毒,四季豆中毒,马铃薯中毒,鲜黄花菜中毒。
>
> ④化学性食物中毒:亚硝酸盐中毒,砷化物中毒,毒鼠强中毒,重金属汞中毒。

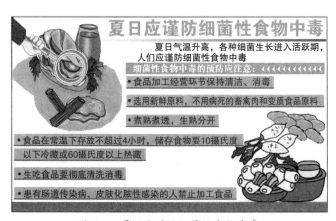

图 3-4　夏日应谨防细菌性食物中毒

(2)食品添加剂

根据 FAO/WHO 食品法典委员会(CAC)对食品添加剂的定义,食品添加剂是指在食品制造、加工、调整、处理、包装、运输、保管中,为达到技术目的而添加的物质。食品添加剂作为辅助成分可直接或间接成为食品成分,但不能影响食品的特性,是不含污染物且不以改善食品营养价值为目的的物质。《中华人民共和国食品安全法》规定:"食品添加剂,指为改善食品品质和色、香、味以及为防腐、保鲜和加工工艺的需要而加入食品中的人工合成或者天然物质。"

我国《食品添加剂使用卫生标准》将食品添加剂分为 22 类:防腐剂、抗氧化剂、发色剂、漂白剂、酸味剂、凝固剂、疏松剂、增稠剂、消泡剂、甜味剂、着色剂、乳化剂、品质改良剂、抗结剂、增味剂、酶制剂、被膜剂、发泡剂、保鲜剂、香料、营养强化剂、其他添加剂。简单地说,按常用添加剂的功能可以将其归纳为以下几类:

①为改善品质而加入的色素、香料、漂白剂、增味剂、甜味剂、疏松剂等。

②为防止食品腐败变质而加入的抗氧化剂和防腐剂。

③为便于加工而加入的稳定剂、乳化剂、消泡剂等。

④为增加食品营养价值而加入的营养强化剂,如维生素、微量元素等。

事实上,除了真正的天然野生食物,几乎所有经过人类加工的食品都含添加成分。如果没有食品添加剂,就不会有这么多种类繁多、琳琅满目的食品;没有食品添加剂,食物就不能被妥善地制作和保存。现如今,食品添加剂所带来的种种问题,大都是由人为的不当、违规使用引起的。食品添加剂和非法添加剂是两个不同的概念,所以"食品添加剂已经成为食品安全的最大威胁"的说法是不准确的。

中国和大多数国家一样,对食品添加剂都有严格的审批制度。目前，中国已批准使用的食品添加剂有2600多种，美国有2900多种。凡是已被批准使用的，其安全性没问题。往往是一些非法添加物混淆了人们的视线，如"苏丹红一号事件""吊白块事件"与"瘦肉精事件"等，都在社会上造成了很坏的影响。这些事件都是由国家严禁使用的非法添加物引起的，与正常的食品添加剂并不相关。

 (3)转基因食品

转基因技术是利用现代分子生物技术，将某些生物的基因转移到其他物种中去，改造生物的遗传物质，使其在形状、营养品质、消费品质等方面向人们所需要的目标转变。以转基因生物为直接食品或为原料加工生产的食品就是"转基因食品（Genetically Modified Food，GMF）"。

转基因大豆

呈椭圆形状，有点扁，色泽暗黄，豆大小不一。豆脐为黄褐色（黑脐）。

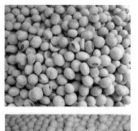

非转基因大豆

（国产大豆，东北大豆，黑龙江产地大豆）呈圆形，颗粒饱满，色泽明黄，豆大小差不多。

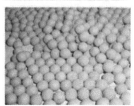

图3-5 转基因大豆和非转基因大豆

转基因食品的安全性评估采取"实质等同"原则，即通过安全评价、获得安全证书的转基因食品是安全的，可以食用。转基因食品入市前，都要经过严格的毒性、致敏性、致畸性等安全评价和审批程序。世界卫生组织以及联合国粮农组织认为，凡是通过安全评价上市的转基因食品，与非转基因食品一样安全，可以食用。

我国2015年种植的转基因作物有棉花、木瓜和杨树，进口的转基因食品有大豆油、菜子油、大豆等。我国对转基因食品实行标识管理，如大豆油、菜子油及含有转基因成分的调和油均已标识,消费者只需在购买时认真查看食品标签即可鉴别。

(4)地沟油

地沟油实际是个泛指的概念,是各类劣质油的通称。可分为三类:一是狭义的地沟油,即将下水道中的油腻漂浮物或将酒楼的剩饭、剩菜(通称"泔水")经简单加工提炼出的油;二是劣质猪肉、猪内脏、猪皮经加工提炼出的油;三是炸食品的油使用次数超过规定后,再被重复使用或往其中添加一些新油后重新使用的油。

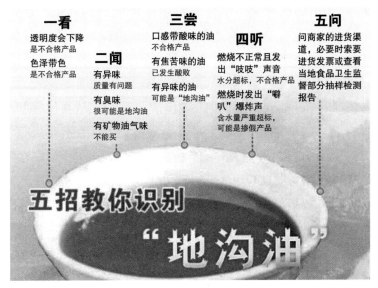

图 3-6 如何识别地沟油

这些劣质油通过低价销售,重返人们的餐桌。地沟油的主要成分仍然是甘油三酯,但却比真正的食用油多了许多致病、致癌的毒性物质。经过洗涤、蒸馏、脱色、脱臭等精炼过程后的地沟油,和我们在超市买的普通食用油一样清亮、干净,单从外观和感官上很难区分,也闻不出任何异味。地沟油最易出现的地方是小餐馆、早点摊、火锅店等,这些地方都需要大量用油,商家为了降低成本,可能会使用低价地沟油。

目前还没有有效鉴别地沟油的方法,专家建议,如果想避开地沟油,可以从以下几点入手:

①少点过于油腻的菜吃。在外就餐时,多点蒸煮的菜肴,少点过于油腻的菜,包括油炸主食、酥香面点等。需要注意的是,有些菜虽然不需油炸,但也经过"过油"的工序,比如那些特别嫩的肉丁、鸡丁等。

②太黏腻的油要警惕。在外就餐时,如果菜肴油脂腻口,黏度很大,则用地沟油或劣质油的可能性极大。新鲜合格的植物油是滑爽而容易流动的,绝无黏腻之感,在水里涮一下,比较容易把油涮掉。反复使用的劣质油口感黏腻,吃起来没有清爽感,甚至在热水中都很难涮掉。

③国营、连锁店更安全。就餐时可以选择一些国营店或连锁店。国营店一般管理比较严,不会冒险使用地沟油;连锁店比较注重自己的品牌,万一用地沟油被查出,声誉就会像多米诺骨牌一样坍塌,所以也会有所顾忌。

④巧用冰箱来辨别。把从饭店打包带回家的菜放在冰箱里,过几个小时后取出来。如果油脂已经凝固或半凝固,说明油脂质量低劣,反式脂肪酸和饱和脂肪酸含量高,很可能是多次加热的油甚至是地沟油。这样的剩菜最好扔掉,这样的餐馆也不要再去第二次。

⑤不要购买散装油。散装食用油(地沟油与花生油、大豆油等混合)是地沟油销售的主要渠道,所以应到大超市购买正规品牌、有 QS 认证或有机认证的食用油。

第4章 环境卫生与卫生防病

4.1 环境卫生与健康常识

(1)良好环境是健康的基础,保护环境就是保护自己

良好环境包括维持人类生存和健康所必需的基本要素,如清新的空气、清洁的水源、肥沃的土壤、明媚的阳光、优美的绿化、适宜的气候等。

环境污染是指各种人为或自然的原因使环境的组成发生重大变化,造成环境质量恶化、生态平衡破坏,对人类健康造成直接、间接或潜在的有害影响。严重的环境污染叫作公害。因公害而引起的区域性疾病称为公害病。

环境污染按环境要素分为大气污染、土壤污染和水体污染等;按污染物的性质可分为化学性污染、物理性污染(如噪声、放射性污染、电磁波、光污染等)和生物性污染。

环境污染的来源主要包括:工厂排出的废气、废水和废渣以及产生的噪音;日常生活中排出的废气、脏水和垃圾;交通工具(如燃油车辆、轮船、飞机等)排出的废气和产生的噪音;大量使用化肥、杀虫剂、除草剂等化学物质的农田灌溉后流出的污水;火山喷发、森林失火、海啸等。

人类所患的许多疾病都与环境污染有很大的关系,如慢性阻塞性肺部疾患、肺癌等与大气污染,介水传染病、肝癌等与水体污染,寄生虫病及镉中毒等与土壤污染。

人类无节制地消耗资源和污染环境是造成环境恶化的根源。每个人都有爱护环境卫生、保护环境不受污染的责任。遵守保护环境的法律法规，遵守讲究卫生的社会公德，自觉养成节约资源、不污染环境的良好习惯，努力营造清洁、舒适、安静、优美的环境，保护和促进人类健康。保护环境，从自身做起，从小事做起。

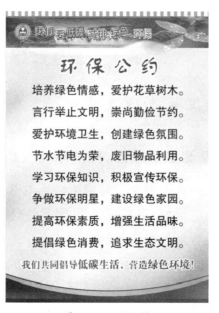

图 4-1 环保公约

(2)使用卫生厕所，管好人畜粪便

卫生厕所是指有墙、有顶、有厕坑及贮粪池，环境卫生，无渗漏，无蝇蛆，基本无臭味，粪便经无害化处理并及时清洁的厕所。使用卫生厕所，管理好人畜粪便，可以防止蚊蝇孳生，大大减少肠道传染病与寄生虫病的传播流行。家庭需要使用卫生厕所，学校、车站等人员流动性大的公共场所更应推广使用卫生厕所。

生活"三废"包括生活垃圾、生活污水、人畜粪便三个主要方面。生活废弃物如果处理不当，将可能成为污染空气、水、土壤以及孳生蚊蝇的重要原因。农村家畜、家禽应当圈养，畜禽粪便要妥善集中处理。

粪便无害化处理可以很好地改变农村卫生状况,降低肠道传染病和寄生虫病的发病率。粪便无害化处理的常见技术有高温堆肥法和三格化粪池法、双瓮法、沼气池法等。经过无害化处理的粪便,病原体被杀灭,同时能提供有机肥料和沼气能源。

全国乡镇、农村必须按照2015年6月1日实施的《美丽乡村建设指南》的环境要求来处理生活"三废"。

(3) 垃圾分类好处多,人人参与保环境

垃圾也可以是一种再生资源,处理得好,不但可以回收到很多有用的东西,创造价值,还可以保护环境。

国内外各城市基本上都是根据垃圾的成分构成和产生量,结合本地垃圾的资源利用和处理方式来对生活垃圾进行分类管理。如德国,一般分为纸、玻璃、金属、塑料等;澳大利亚,一般分为可堆肥垃圾、可回收垃圾和不可回收垃圾;日本,一般分为塑料瓶、废纸类、大型垃圾、可燃垃圾和不可燃垃圾等。

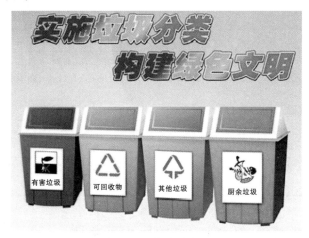

图4-2 垃圾分类标识

中国生活垃圾一般可分为四大类:可回收垃圾、厨余垃圾、有害垃圾和其他垃圾。可回收垃圾主要包括废纸、塑料、玻璃、金属和布料五大类;厨余垃圾包括剩菜、剩饭、骨头、菜根、菜叶、果皮等食品类废物;有害

垃圾包括废电池、废日光灯管、废水银温度计、过期药品等,这些垃圾需要进行特殊安全处理;其他垃圾包括除上述几类垃圾之外的砖瓦、陶瓷、渣土、卫生间废纸、纸巾等难以回收的废弃物,通常根据垃圾特性采取焚烧或者填埋的方式处理。

垃圾分类处理有以下优点:

①减少占地。生活垃圾中的有些物质不易降解,会使土地受到严重侵蚀。垃圾分类可去掉能回收的、不易降解的物质,减少垃圾数量超过60%。

②减少环境污染。废弃的电池含有金属汞、镉等有毒物质,会对人类产生严重的危害。土壤中的废塑料会导致农作物减产。此处,丢弃的废塑料被动物误食,导致动物死亡的事故也时有发生。对这些垃圾进行回收利用,可以大大减少危害。

③变废为宝。生活垃圾中有30%~40%可以回收利用,应珍惜这个小本大利的资源。

表4-1 我国四大类生活垃圾举例

垃圾类别	举例
有害垃圾	电池、颜料、油脂、节能灯、日光灯管、日用化学物质、杀虫剂、除草剂
可回收垃圾	①包装垃圾:塑料包装袋、药品包装、压缩包装、奶制品包装 ②大宗垃圾:橱柜、沙发、桌子、床、床垫、地毯、自行车、洗衣机 ③玻璃 ④纸:报纸、期刊、纸箱、纸板
其他垃圾	吸尘器清洁袋、街道垃圾、灰尘、儿童尿布、鸭毛类、卫生纸、香烟头、动物排泄物、陶瓷类、烤箱包装纸、墙纸、胶带纸、复写纸
厨余垃圾	水果蔬菜类、食物类、骨头类、茶和咖啡过滤袋、罐装食品袋、鱼肉类、面包类、鸡蛋壳类、坚果壳类和草类

(4)猎獗"四害"传疾病,爱国卫生常坚持

"四害"指蚊子、苍蝇、老鼠和蟑螂。

①蚊子可以传播疟疾、乙脑、登革热等疾病。要搞好环境卫生,消除蚊子孳生地。根据情况选用纱门、纱窗、蚊帐、蚊香、杀虫剂等防蚊灭蚊

用品,防止蚊子叮咬。

②苍蝇可以传播霍乱、痢疾、伤寒等疾病。要使用卫生厕所,管理好垃圾、粪便、污物,使苍蝇无处孳生。要注意保管好食物,防止苍蝇叮爬。杀灭苍蝇可以使用苍蝇拍、灭蝇灯、杀虫剂等。

③老鼠可以传播鼠疫、流行性出血热、钩端螺旋体病等多种疾病。要搞好环境卫生,减少老鼠的藏身之地;收藏好食品,减少老鼠对食物的污染。捕捉、杀灭老鼠可以用鼠夹、鼠笼等灭鼠工具,也可以利用蛇、猫、猫头鹰等老鼠的天敌灭鼠,还可以使用安全、高效的药物灭鼠。但要注意灭鼠药的保管和使用方法,防止人畜中毒。

④蟑螂可以传播痢疾、伤寒等多种疾病。要搞好室内外卫生,减少蟑螂藏身的场所,还可以使用药物杀灭蟑螂。

爱国卫生运动是我国政府领导的一项传统的、具有中国特色的群众卫生活动,每年的 4 月为爱国卫生月。

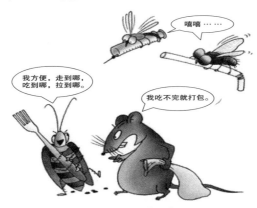

图 4-3 猎猕"四害"

4.2 空气与健康

(1)亲近阳光,开窗通风

明媚的阳光和新鲜的空气是人体健康的必需要素。

阳光中的紫外线能杀死多种致病微生物。经常让阳光照进室内,保持室内干燥,可以减少细菌、霉菌繁殖的机会。冬、春季节可适当接受户外阳光照射,紫外线可促进人体皮肤合成维生素D,进而提高机体对钙的吸收能力,预防佝偻病、骨质疏松等相关疾病。儿童、孕妇、老年人应多加强户外运动,亲近阳光,亲近自然。

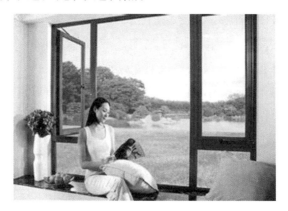

图 4-4　室内外通风好处多

通风不良的屋子,室内污染物不易排出,可能孳生病原微生物,增加疾病传播的机会。通风良好能够增加室内的新风量,保持室内空气流通,从而避免吸入污浊、有毒的空气,预防呼吸道相关疾病发生,维护健康。

(2)雾霾天气要谨慎,少出家门戴口罩

雾霾天气是指造成大面积低能见度的天气状况。在早上或夜间相对湿度较大的时候,形成的是雾;在气温上升、湿度下降的时候,空气中的灰尘、化学物质等造成视觉障碍,形成的是霾。这种现象的产生既有气象原因,又有污染物排放原因。

雾霾的组成成分非常复杂,包括数百种大气颗粒物。其中危害人类健康的主要是直径小于2.5微米(PM2.5)的细颗粒物,它能直接进入人体并黏附在上、下呼吸道和肺叶中,引起鼻炎、支气管炎等病症,长期处于这种环境中可能会诱发肺癌。

专家建议,雾霾天气时,尽量不要开窗,减少出门时间,出门要戴口

罩,停止晨练活动。外出回家后,做好三件事:洗脸、漱口、清理鼻腔。洗脸最好用温水,可以将附着在皮肤上的雾霾颗粒清洁干净;漱口的目的是清除附着在口腔的脏东西;最关键的是清理鼻腔,要轻轻吸水,避免呛咳。家长在给儿童清理鼻腔时,可以用干净棉签蘸水,反复清洗。

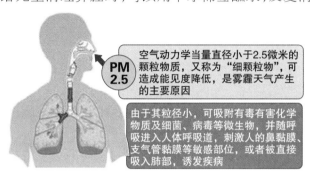

图 4-5　PM2.5 的含义

(3) 冬季取暖要通风,谨防煤气中毒

冬季使用煤炉、煤气炉或液化气炉取暖时,如果通风不良、供氧不充分或气体泄漏,可能会使大量一氧化碳蓄积在室内,造成人员中毒。

预防煤气中毒要做到:尽量避免在室内使用炭火盆取暖,使用炉灶时要注意通风,保证充足的氧气供应;要安装风斗和烟筒,出风口不能朝向上风口,定期清理烟筒,保持通畅;在使用液化气时也要注意通风换气,经常查看煤气、液化气管道、阀门,如有泄漏,应及时请专业人员维修;在煤气、液化气灶上烧水、做饭时,要注意看管,防止水溢火灭导致煤气泄漏。如发生泄漏,要立即关闭阀门,打开门窗,使室内空气流通。

煤气中毒后,轻者感到头晕、头痛、四肢无力、恶心、呕吐,重者可出现昏迷、体温降低、呼吸短促、皮肤青紫、唇色樱红、大小便失禁等症状。如果抢救不及时,会危及生命。如发生中毒,应当立即把中毒者移到室外通风处,解开衣领,保持其呼吸顺畅。如有中毒较重者,应立即呼叫救护车,送至医院抢救。

(4) 装饰室内环境,首保健康安全

装修材料中释放的物理、化学污染物导致的空气污染已成为家庭成员健康的隐形"杀手"。目前,由于消费者的室内环境保护意识不够,装修工程的室内环境污染控制技术不完善,因此室内环境污染引发的悲剧不在少数。

在居室的天花板、墙壁贴面使用的塑料、隔热材料及塑料家具中一般都含有甲醛。甲醛是一种无色、易溶于水的刺激性气体,浓度较低时有异味,使人产生不适感,刺激眼睛,引起咽喉不适或疼痛;浓度高时可引起恶心、呕吐、咳嗽、胸闷、气喘甚至肺气肿。长期接触低剂量甲醛还可引起慢性呼吸道疾病、女性月经紊乱、妊娠综合征,可使新生儿体质下降、染色体异常。长期吸入甲醛还可能引发恶性肿瘤。

装修使用的天然石材、水泥及石膏之类,特别是含有微量放射元素的花岗岩,易释放出氡这种气体。现代建筑从节约能源出发,建筑物的密闭程度较高,室内外通气较少,因而室内会蓄积和浓缩氡气。长时间吸入高剂量的氡气,可导致白血病、肺癌及其他呼吸道疾病。

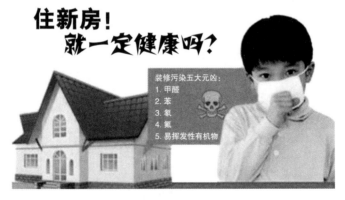

图4-6 室内装修污染

加入了苯系物溶剂的油漆会散发出一种芳香的气味,主要成分为苯、甲苯、二甲苯等。苯为强烈致癌物质,可引起白血病和再生障碍性贫血;长期吸入低剂量的甲苯或二甲苯,会出现中枢神经异常的症状,轻者头晕、恶

心、胸闷、乏力,严重者会出现昏迷症状,甚至因呼吸循环衰竭而死亡。

此外,装修材料、家具等还能释放出二硫化碳、三氯甲烷、三氯乙烯、二异氰酸酯类、萘等挥发性有机物。这些污染物都是潜在的、致命的健康威胁因子。

健康第一,平安是福,居家过日子最重要的就是健康、安全。因此,居室、办公室等环境装饰,一定要把健康、安全放在第一位,不要只顾豪华和美观。

(5)室内装修健康小常识

①装修材料的选择。选用室内装修材料时,应选用安全环保的、有害物质限量符合国家标准的材料。人造板表面及周边应该全部进行封边处理,如刷上环保清漆使其充分固化,以形成抑制甲醛散发的稳定层。新装修居室尽量选用无机材料,墙面涂料提倡使用水性漆,石材选择无放射性的大理石,尽量不选择花岗岩。在建筑材料表面还可刷上涂料,阻挡氡气的逸出,起到降低室内氡浓度的作用。购置家具时,应选用符合相关国家标准的成品家具,同时还应注意查看刨花板是否全部封边。新买的家具不要急于投入使用,最好通风一段时间。

②装修完成后,加强通风换气。坚持打开门窗换气,使挥发出的有害气体不滞留在室内。新装修的房间每天通风换气至少3小时,通风时房间内柜门均应敞开,在高温季节通风3~5个月后再入住。此外,可在室内摆放有空气净化作用的植物,如吊兰、常青藤等,还可选用活性炭等空气净化物品。

(6)车内空气污染不可忽视

随着人们生活水平的提高,私家车也如当年的彩电一样进入寻常百姓家。车内空间狭小封闭,污染一旦发生,必然会对司机、乘客的健康产生威胁,因此,车内空气污染应引起广大车主的高度重视。

车内空气污染的主要来源有以下几个方面：

①新车本身。我国家庭汽车的市场需求大，很多汽车下了生产线就直接进入市场，各种配件和材料的气味没有经过释放期，安装在车内的塑料件、地毯、车顶毡、沙发等可能会直接造成车内的空气污染。因此，控制车内污染应该从生产厂家入手，对进入车内的每一种材料都应进行严格的气味控制。对于明显有异味的汽车，消费者应该拒绝购买。

②车内装饰。大多数消费者买车以后都要进行车内装饰，有的车开了一段时间也要重新进行装饰，还有的经销商以买车送装饰为优惠条件，使得一些含有害物质的地胶、座套等进入车内。这些装饰材料中释放出的有毒气体，主要包括苯、甲醛、丙酮、二甲苯等，必然会造成车内的空气污染。因此，车内装饰时一定要购买安全的产品。

③车用空调蒸发器。若长时间不进行清洗护理，空调蒸发器内部就会附着大量污垢，开启空调后，其中的胺、烟碱、细菌等有害物质便会弥漫在车内狭小的空间里，导致车内空气质量差甚至缺氧。因此，车主要定期清洗空调蒸发器。

④车内吸烟。在车内吸烟，会大大提高挥发性有机化合物、一氧化碳和尘埃之类的空气污染物水平。同时，由于汽车空间狭小，新车密封性比较好，空气流通不畅，车内新鲜空气本来就不多，再加上车内乘客间的交叉污染严重，这时车内有害气体的危害程度可能比室内更大。因此，应在车内养成不吸烟的习惯，常开车窗，通风换气。

(7)噪声污染要控制，安静环境更健康

噪声污染是指人类在工业生产、建筑施工、交通运输和社会生活等活动中产生的噪声，它会干扰周围人们的生活、学习和工作。通过以下方法可以有效降低噪声污染的危害：

①首先要尽可能避免接触噪声。在不影响工作、学习和娱乐的情况下，应严格控制家用电器和其他发声器具的音量和开关时间。尤其是高频立体声音响的使用，其音量一定要控制在70分贝以下(以无震耳的感

觉为准)。汽车司机不应随意按喇叭。不要经常到人声嘈杂的商业区及歌厅去"接收"噪声,以尽可能地减少人为噪声的危害。

②注意防止家用电器的噪声污染。在购置家用电器时,要选择质量好、噪声小的产品。尽量不要把家用电器集于一室;冰箱最好不要放在卧室;尽量避免各种家用电器同时使用;一旦家用电器发生故障,要及时排除,因为"带病工作"的电器产生的声音比正常电器工作产生的声音大得多。

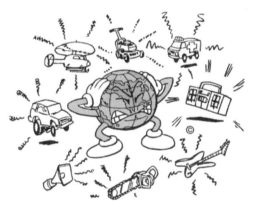

图 4-7　噪声污染源

③合理使用隔音材料,积极营造安静小环境。安装中空玻璃窗、三层玻璃窗、真空玻璃窗、隔音密封条等,可将外来噪音降低一半;安装钢门对隔音亦有一定的帮助,如镀锌钢门中层隔有空气的设计,使室内或室外的声音均较难传送开去,而且钢门附有胶边,开关时不会发出噪音;多用布艺等软性装饰。

④室内装修最好使用具有降音、隔噪功能的装修材料,如硅藻泥,其立体多孔结构能有效隔离噪音,具有很好的消除室内噪音污染的效果。

4.3　水与健康

(1) 讲究饮水卫生,注意饮水安全

水是生命之源,也是人体必需的营养素。每人每天都需要补充一定

量的水,用于维持机体的基本需要。自来水、井水等生活饮用水未经彻底消毒处理,直接饮用有可能染上腹泻、痢疾、甲肝等介水传染病。受地质结构影响,某些地区的饮用水中氟、砷含量过高,人们长期喝这样的水会患氟中毒、砷中毒等地方病。

保障生活饮用水安全、卫生,首先要管理好饮用水源。自来水取水点要设立水源保护的标志牌,并严格管理。如果用的是江河水、水库水,取水点周围100米的范围内应严禁捕捞,禁止船只停靠,禁止游泳、洗澡等可能污染水源的活动。水源上游不能排放工业废水和生活污水。江河沿岸不能堆放垃圾、废渣、有毒有害物质,不能设置用来装卸粪便、垃圾、有毒有害物质的码头。如果用的是井水,水井要打在地势较高的地方。水井要有不透水的井壁、井台、井栏、井盖、公共水桶,水井周围30米以内不能有渗漏厕所、粪坑、畜禽圈、污水坑(沟)等污染源。如果生活饮用水受到污染,应进行彻底的消毒处理。

为了健康,我们应不喝生水,不喝来历不明的水,多喝白开水,少喝有颜色、含糖高的饮料等。有条件的家庭可以安装室内净水器等设备,再次净化自来水。

(2)选好桶装饮用水,也是一门大学问

为保障桶装饮用水卫生安全,选购桶装饮用水时应注意以下几个方面:

①选购时要仔细检查水桶标签上是否标注产品名称、企业名称、地址、生产日期和保质期等,必要时可要求商家提供国家认可检验机构近期的检测报告。

②合格的饮用水应该无色、透明、无异味、没有絮状物,不要选购和饮用颜色发黄、浑浊、有异味、有絮状物或杂质的水。

③包装容器(水桶)一定要晶莹透明,质感硬。质量较好的桶(瓶)应由PC(聚碳酸酯)材质制成,桶体透明度高,表面光滑清亮。以废旧塑料为原料制成的桶(俗称"黑桶"),颜色发黑、发暗,透明性差。

④水桶的密封性千万不可忽视。桶装水倒置1分钟以上应不漏水,如漏水则存在二次污染的潜在危险。

⑤桶装水一旦打开,应尽量在短期内饮用完,通常以1周为宜,否则应加热煮沸再饮用。在温度较高的夏季,细菌繁殖速度加快,更不能久存。

⑥应注意防止饮水机的二次污染。饮水机要定期清洗,建议夏季每个月清洗1~2次,冬季3个月清洗1次。

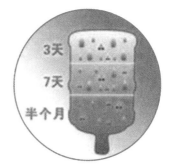

图4-8 桶装水中微生物与时间关系

 (3)水体富营养化

近年来,我国太湖、巢湖、滇池等湖泊夏季连续发生水体变色的水体富营养化现象,严重影响了周围人群的生产和生活。

水体富营养化是指在人类活动的影响下,氮、磷等营养物质大量进入湖泊、河口、海湾等缓流水体,引起藻类及其他浮游生物迅速繁殖、水面变色、水体溶氧量下降、水质恶化、鱼类及其他生物大量死亡的现象。这种现象在河流湖泊中出现,以绿色变化为主,称为"水华";在海洋中出现,以红色变化为主,称为"赤潮"。某些藻类还可以释放出藻类毒素,对人体及其他生物造成中毒危害。

水体中过量的氮、磷等营养物质主要来自未经处理或处理不完全的工业废水、生活污水、有机垃圾和家畜、家禽粪便以及农施化肥。

在日常生活中,我们尽量不用含磷洗涤剂,就可以减少生活污水里磷的含量。在农业生产中,科学管理农田、少用化肥、减少肥料流失都是行之有效的预防水体富营养化的方法。

4.4 化妆品与健康

 (1)正确使用化妆品

化妆品是指以涂抹、喷洒或者其他类似方法,施于人体表面(皮肤、毛发、指甲、唇齿等），以达到清洁、保养、美化、修饰和改变外观，或者修正人体气味，保持良好状态为目的的产品。

从化妆品的定义我们不难发现，化妆品不是药品、保健品，化妆品不能口服、吸入、注射使用，破损的皮肤也最好不要涂抹。化妆品使用不当会使机体产生不良反应，引起化妆品皮炎、化妆品毛发损伤、化妆品指甲损伤和化妆品眼睛损害等。

不良反应发生的影响因素包括：化妆品中正常成分的化学特性、浓度、所含的溶剂；化妆品中包含的有毒化学物质、杂质和微生物；外部环境因素，如温度、湿度等；个体因素，如皮肤的敏感度、过敏体质等；是否正确使用，如使用频率等。

化妆品中常见的重金属污染有铅、汞、砷、镉、镍等污染，可来源于原料或生产过程，是影响化妆品卫生质量好坏的主要因素之一。

污染化妆品的常见微生物有真菌、致病性绿脓杆菌、金黄色葡萄球菌和致病性大肠杆菌。污染主要在生产和使用过程中发生。

合理使用化妆品要做到：

①选择适合自己的化妆品。使用化妆品前做皮肤斑贴试验，若出现红斑、丘疹、水疱等，则不用该化妆品；若无反应，说明该化妆品是相对安全的。

②正确使用化妆品。应根据自己的皮肤类型及季节选用化妆品。晚上入睡前应清除面部化妆品，切记不能带妆入睡。

③使用合格的化妆品。不用过期或被微生物污染的化妆品。若发现化妆品中有气泡、异味，颜色改变、变稀或出水，则说明该化妆品可能被污染，已不宜使用。

(2) 美白不等于增白，广告不等于真相

很多爱美人士以为美白就是增白，皮肤越白越好。其实，皮肤靓丽的判断标准不在于肤色白，而在于皮肤要健康、色泽均匀、有光泽。

适宜美白护理的人群，是长时间疏于保养、角质层很厚、皮肤缺水而

面色发黄的人,例如长时间处于空调环境内的办公室女性。通过清理、补水、补充营养素等,把皮肤调理成原来的均匀肤色,使它健康、光亮,只是一种"调理",而非"增白"。

选用美白、祛斑类化妆品,不要一味听信广告词,最好选择经过科学验证过的产品和安全的知名品牌,特别要查清是否有我国特殊化妆品批准文号。此外,可上网搜寻相关信息,询证某种化妆品是否真实安全。

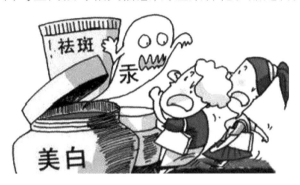

图 4-9　选用合格化妆品

第5章 职业卫生与职业病

5.1 什么是职业病

(1)职业病危害因素

生产劳动可以促进劳动者的健康,但同时也存在一些可以影响劳动者健康的因素,这些因素被称为"职业病危害因素"(或"职业性有害因素")。

职业病危害因素的种类很多,对劳动者健康危害较大的主要是一些化学因素、物理因素和生物因素。另外,不良的劳动体位、轮班工作制度、职业性紧张等因素也会对劳动者健康产生不良影响。

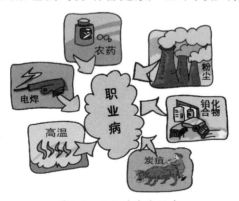

图 5-1 职业病危害因素

(2)职业病概念

职业病是指企业、事业单位和个体经济组织等用人单位的劳动者在职业活动中因接触粉尘、放射性物质或其他有毒、有害因素而引起的疾病。广义上说,凡是符合这个概念的疾病都属于职业病;狭义上说,只有国家颁布的职业病目录上所列出的职业病才属于法定职业病。《职业病分类和目录》将法定职业病分为职业性尘肺病及其他呼吸系统疾病、职业性皮肤病、职业性眼病、职业性耳鼻喉口腔疾病、职业性化学中毒、物理因素所致职业病、职业性放射性疾病、职业性传染病、职业性肿瘤和其他职业病,共计十大类 132 个病种。

> **法定职业病认定必备的条件**
> ✧ 患病主体是企业、事业单位或个体经济组织等用人单位中的劳动者。
> ✧ 必须是在从事职业活动的过程中产生的。
> ✧ 必须是因接触粉尘、放射性物质或其他有毒、有害因素而引起的。
> ✧ 必须是国家公布的《职业病分类和目录》中所列的职业病。
> 以上四个条件缺一不可。

5.2 法定职业病诊断与鉴定

劳动者如果怀疑自己患了职业病,可以带上必要的资料前往有职业病诊断资质的医疗卫生机构申请职业病诊断。

(1)职业病诊断资质

只有经省、自治区、直辖市人民政府卫生行政部门批准的医疗卫生机构才具有职业病的诊断资质。具有诊断资质的医疗卫生机构名单在省级卫生行政部门网站上可以查到。

(2)诊断地区的选择

劳动者可以选择用人单位所在地、本人户籍所在地或者居住地的职业病诊断机构进行职业病诊断。

(3)职业病诊断需要的资料

①劳动者职业史和职业病危害接触史(包括在岗时间、工种、岗位、接触的职业病危害因素名称等)。

②劳动者职业健康检查结果。

③工作场所职业病危害因素检测结果。

④职业性放射性疾病诊断还需要个人剂量监测档案等资料。

⑤与诊断有关的其他资料。

(4)职业病诊断流程

上述职业病诊断所需要的资料可以由劳动者自行提供,如不能提供,则应当由职业病诊断机构在接诊后书面通知劳动者所在的用人单位提供,用人单位应当在接到通知后的10日内如实提供。用人单位未在规定时间内提供职业病诊断所需资料的,职业病诊断机构可以依法提请安全生产监督管理部门督促用人单位提供。

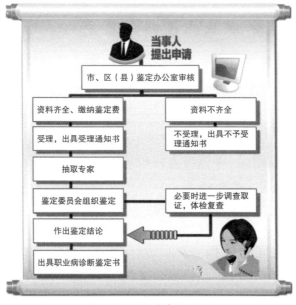

图 5-2 职业病诊断流程

如果当事人对劳动关系、工种、工作岗位或者在岗时间有争议,可依法向用人单位所在地的劳动人事争议仲裁委员会申请仲裁,对仲裁裁决不服的,可以向人民法院提起诉讼。

如果用人单位未按仲裁结果在规定时间内提供职业病诊断所需资料,则由职业病诊断机构依法提请安全生产监督管理部门督促用人单位提供。

如果劳动者对用人单位提供的工作场所职业病危害因素检测结果等资料有异议,或者因劳动者的用人单位解散、破产,无用人单位提供上述资料的,职业病诊断机构应当依法提请用人单位所在地的安全生产监督管理部门进行调查。

(5)职业病鉴定

当事人对职业病诊断机构作出的职业病诊断结论有异议的,可以在接到职业病诊断证明书之日起 30 日内,向职业病诊断机构所在地设区的市级卫生行政部门申请鉴定。当事人对设区的市级职业病鉴定结论不服的,可以在接到鉴定书之日起 15 日内,向原鉴定组织所在地省级卫生行政部门申请再鉴定。职业病鉴定实行两级鉴定制,省级职业病鉴定结论为最终鉴定。

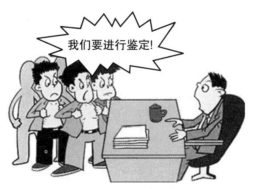

图 5-3　职业病鉴定

当事人申请职业病鉴定时,应当提供的资料包括职业病鉴定申请书、职业病诊断证明书、卫生行政部门要求提供的其他有关资料,申请省级鉴定的还应当提交市级职业病鉴定书。

如果参与职业病鉴定的专家有下列情形之一的,应当回避:

①是职业病鉴定当事人或者当事人近亲属的。

②已参加当事人职业病诊断或者首次鉴定的。

③与职业病鉴定当事人有利害关系的。

④与职业病鉴定当事人有其他关系,可能影响鉴定公正的。

(6)职业病诊断、鉴定费用的承担及诊断后赔偿

职业病诊断和鉴定的费用由用人单位承担。当被诊断或鉴定为职业病的,应到当地劳动保障部门申请伤残等级鉴定,并与所在单位联系,依法享有职业病治疗、康复以及赔偿等待遇。用人单位不履行赔偿义务的,劳动者可以到当地劳动保障部门投诉,也可以向人民法院起诉。

5.3 用人单位防治职业病的法定责任

用人单位是职业病防治的责任主体,其在职业病防治工作中应履行以下义务:

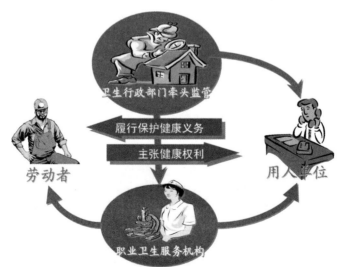

图 5-4 职业病防治的法律关系

①健康保障义务。用人单位应当采取有效的职业病危害防护措施,为劳动者提供符合国家职业卫生标准和卫生要求的工作场所、环境和条件。

②职业卫生管理义务。用人单位应当建立、健全职业病防治责任制、职业卫生管理组织机构和职业卫生管理制度。

③保险义务。用人单位应当依法参加工伤保险,确保劳动者依法享受工伤保险待遇。

④报告义务。用人单位应当及时、如实向卫生行政部门申报职业危害项目、职业病危害事故和职业危害检测、评价结果。

⑤卫生防护义务。用人单位必须采取有效的职业病防护设施,并为劳动者提供个人防护用品。

⑥减少职业病危害义务。用人单位应当优先采用有利于防治职业病和保护劳动者健康的新技术、新工艺、新设备、新材料,逐步替代职业危害严重的技术、工艺、设备、材料。

⑦职业危害检测义务。用人单位应当定期对工作场所进行职业病危害因素检测、评价。

⑧不转移职业病危害义务。任何单位和个人不得将产生职业病危害的作业转移给不具备职业病防护条件的单位和个人。

⑨职业危害告知义务。用人单位对采用的技术、工艺、材料,应当知悉其产生的职业病危害,不得隐瞒其危害,应通过劳动合同、设置公告栏、警示标志和提供材料使用说明书等方式告知劳动者。

⑩培训教育义务。用人单位对劳动者应当进行上岗前、在岗期间的职业卫生培训和教育。

⑪健康监护义务。用人单位应当组织从事接触职业病危害因素的劳动者进行上岗前、在岗期间和离岗时的职业健康检查。

⑫落实职业病或者可疑职业病待遇义务。对遭受或者可能遭受急性职业病危害的劳动者,用人单位应当及时组织救治、进行健康检查和医学观察;及时安排疑似职业病病人进行诊断;负责职业病病人的诊断、

治疗、康复和安置,并依法赔偿;对接触职业病危害因素的劳动者,给予适当岗位津贴;妥善安置有职业禁忌或者有职业健康损害的劳动者。

⑬事故处理义务。发生或者可能发生急性职业病危害事故时,用人单位应立即采取应急救援和控制措施。

⑭特殊劳动者保护义务。用人单位不得安排未成年工从事接触职业病危害因素的作业;不得安排孕妇、哺乳期的女职工从事对本人和胎儿、婴儿有危害的作业。

⑮举证义务。劳动者申请职业病诊断、鉴定时,用人单位应当如实提供职业病诊断所需的有关职业卫生和健康监护等资料。

⑯接受行政监督和民主管理的义务。

⑰法律、法规规定的其他保障劳动者权利的义务。

《中华人民共和国职业病防治法》规定劳动者享有八项权利:对健康检查结果的知情权、培训权、特殊保障权、检举控告权、拒绝冒险权、参与决策权、职业健康权、损害赔偿权。劳动者应保管好所从事工作的有关资料,如劳动合同、工作证等,以备维权时使用。

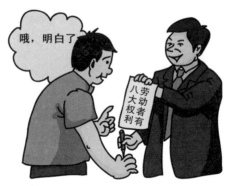

图 5-5 劳动者权利

劳动者也必须履行以下义务:

①接受职业卫生培训,学习和掌握相关的职业卫生知识。

②遵守职业病防治法律、法规、规章和操作规程。

③正确使用和维护职业病防护设备和个人使用的职业病防护用品。

④发现职业病危害事故隐患应及时报告。

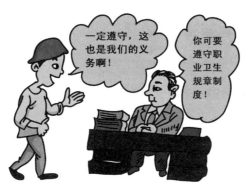

图 5-6　劳动者义务

5.4　定期进行职业健康检查

职业健康检查是国家为维护劳动者健康权益而出台的重要规定,即从事接触职业病危害因素作业的劳动者应当积极参与用人单位组织的上岗前、在岗期间和离岗时的职业健康检查,为自身健康提供保障。职业健康检查可以判定劳动者是否适合当前所从事的工作,从而提前预防职业病危害,及时发现职业病危害因素对健康的早期影响,早诊断、早治疗,必要时调离岗位。此外,职业健康体检结果将来还能作为职业病诊断的一个重要依据。

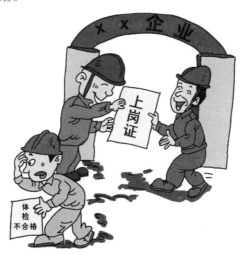

图 5-7　职业健康检查

5.5 工作有关疾病

工作有关疾病是指与多因素相关的疾病,职业病危害因素仅仅是发病因素之一。由于接触某种职业病危害因素,导致潜在的疾病显露或原有的疾病加重,如长时间坐位工作引起的颈椎和腰椎疾病,长期站立工作导致的下肢静脉曲张等。工作有关疾病不属于法定职业病。

(1)疲劳综合征

"疲劳综合征"是现代高效、快节奏生活方式下出现的以长期极度疲劳(包括体力疲劳和脑力疲劳)为突出表现的亚健康状态。"疲劳综合征"的临床表现主要为脑神经系统、心血管系统、骨骼肌肉系统的疲劳,并伴有头晕、头痛、失眠、健忘、低热、肌肉与关节疼痛和多种神经、精神症状,但临床检查没有器质性改变。多发于20~50岁职业人群,与长期过度劳累(包括脑力和体力)、生活不规律、工作压力和心理压力过大等造成的神经、内分泌、免疫、消化、循环、运动等系统的功能紊乱关系密切。"疲劳综合征"长期得不到纠正者,有可能出现"过劳死"。

(2)职业心理健康

工作压力、复杂人际关系、职业倦怠等严重影响着职场人的心理健康,已经成为损害职场人心理健康的主要原因。在竞争激烈的职场中,保持一种健康向上的积极心态,敢于面对人生出现的种种挑战,是每一个职场人士所应具备的基本心理素质。对员工进行人性化的管理,创造健康的工作和生活环境,满足员工的社会生活需求,是用人单位的社会责任。

第6章 生活方式与慢性病

6.1 健康生活方式

(1)健康的"四大基石"

健康的生活方式是指有益于健康的习惯化的行为方式。1992年世界卫生组织发表的《维多利亚宣言》中提出了健康的"四大基石",即合理膳食、适量运动、戒烟限酒、心理平衡。

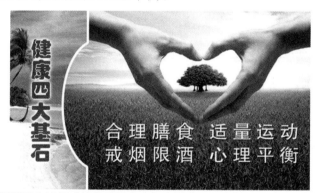

图 6-1　健康"四大基石"

合理膳食是指饮食全面、均衡营养。食物多样化是人体获得各种营养需求的最基本途径。

适量运动是指运动方式和运动量适合个人的身体状况,动则有益,贵在坚持。运动应适度,要选择适合自己的运动方式和强度。健康的人可以根据运动时的心率来推测运动强度,一般心率以每分钟150～170(次)减去年龄数为宜。如你今年60岁,则运动时心率以每分钟90～110次为佳。成人一般每天应进行30分钟中等强度运动。

吸烟对人体百害而无一利。吸烟可以引起慢性支气管炎和肺部疾病,还会增加患心脏病和高血压的风险。因此,如果从不吸烟,就不要去尝试;若已有吸烟习惯,应坚决戒烟。适量饮酒可以促进血液循环,过量就会对健康不利,影响消化、吸收和营养物质的新陈代谢,还会对各种疾病的治疗和康复产生较大的负面影响。因此,若饮酒,应限量。

心理平衡是指一种良好的心理状态,即能够恰当地评价自己、应对日常生活中的压力,将目标定在自己能力所及的范围内,同时注意建立良好的人际关系,积极参加社会活动。

(2)合理安排作息时间

当今社会生活节奏快,工作压力大,社会活动多,因此,要注意劳逸结合、起居有常,工作、学习、娱乐、休息都要按作息规律进行。成人一般每天要保证7～8小时睡眠,儿童、青少年需要的睡眠时间更多。若患有鼾症,特别是伴有呼吸暂停现象,应咨询专业医生。

(3)选择健康的生活方式

每个人都有获取自身健康的权利,也有不损害和(或)维护自身及他人健康的责任。每个人都可以通过坚持健康的生活方式来获取健康,提高生活质量。选择健康的生活方式是最好的人生投资。

6.2 不良生活方式

(1)吸烟

烟草烟雾含有4000余种化学物质,包括几十种致癌物以及一氧化碳等有害物质。吸烟可损害体内几乎所有器官,导致慢性支气管炎、肺癌、冠心病、慢性阻塞性肺病、白内障、性功能障碍、骨质疏松等多种疾病。与非吸烟者相比，吸烟者死于肺癌的风险高6～13倍，死于冠心病的风险高2倍，死于慢性阻塞性肺病的风险高12～13倍。

烟草烟雾不仅损害吸烟者的健康，也威胁着暴露于二手烟环境的被动吸烟者。被动吸烟者所吸入的有害物质浓度并不比吸烟者低。吸烟者吐出的冷烟雾中烟焦油含量比吸烟者吸入的热烟雾中的多1倍，苯并芘多2倍，一氧化碳多4倍。研究发现，经常在工作场所被动吸烟的女性

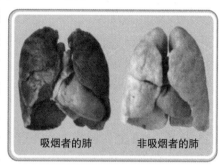

图6-2　吸烟者的肺与非吸烟者的肺

冠心病发病率高。丈夫吸烟的女性的肺癌患病率为丈夫不吸烟的1.6～3.4倍。孕妇被动吸烟会影响胎儿的正常生长发育。

已经吸烟了，需要戒烟吗？需要戒，而且戒烟越早越好，什么时候戒烟都不晚。只要有戒烟的动机并掌握一定的技巧，都能做到彻底戒烟。35岁以前戒烟，因吸烟而引起心脏病的机会可降低90%；59岁以前戒烟，在15年内死亡的可能性仅为继续吸烟者的一半；即使年过60岁才戒烟，其肺癌死亡率仍大大低于继续吸烟者。

作为有责任感的公民，至少应该不在公共场所吸烟，尊重不吸烟者免于被动吸烟的权利。世界卫生组织《烟草控制框架公约》指出，二手烟会造成疾病、功能丧失或死亡。被动吸烟不存在所谓的"安全暴露"水平。在同一建筑物内，通过划分吸烟区和非吸烟区将吸烟者和非吸烟者分开、净化空气或装置通风设备等，都不能消除二手烟对非吸烟者的危害。这是因为吸烟区设立在同一建筑物内，二手烟会通过暖气、通风、空调系统传送到整个建筑物中的每个角落。即使吸烟人数再少，房间面积再大，也不能依靠通风技术来消除二手烟的危害，只有保持完全无烟环境，才能真正有效地保障非吸烟者的健康。

室内和工作场所完全禁止吸烟是保护人们免受被动吸烟危害的最

有效措施,也是对非吸烟者权利的尊重。每一位吸烟者,当吸烟成瘾尚不能戒烟时,请至少不要在家人、朋友和同事面前吸烟。

(2)过量饮酒

目前市售白酒绝大多数都是纯能量食物,不含其他营养素。经常过量饮酒会使食欲下降,食物摄入量减少,从而导致多种营养素缺乏、酒精中毒、酒精性脂肪肝等,严重可能造成酒精性肝硬化,还会增加患高血压、脑卒中(中风)等疾病的风险。此外,过量饮酒可导致交通事故及暴力事件增加,对个人健康和社会安定都是有害的。因此,若饮酒,应尽可能饮用低度酒,孕妇和儿童、青少年不应饮酒。

过量饮酒并无确切的剂量标准,一般情况下指男性每天饮酒超过20克,女性每天饮酒超过10克,但因人而异。

(3)缺乏体力活动

随着我国经济和现代化进程的发展,人们生活中体力活动的比例在减少,而静态生活方式的比例在增加。缺乏体力活动对人体健康会造成多种不良的影响,如体力下降、机体储备能力下降、抵抗力下降,还会引起肥胖、心血管疾病等慢性病。而适量的体力活动可以调整心理状态,增加心脑血液的氧供应,促进肌肉及周围组织对糖的利用,从而降低血糖,对预防肥胖、减少体内脂肪堆积、降低血脂、改善心肺功能起到积极的作用。

最好每天都能进行适量的体力活动,保持一定量的中等强度体力活动。中等强度的体力活动包括快走、打太极拳、骑车、打球和园艺活动;较强体力活动包括舞蹈、有氧健身、慢跑、游泳、骑车上坡等。有氧运动宜循序渐进,可以从散步开始,逐步到自编操等。运动项目要和年龄、身体状况、社会经济文化背景及体质相适应,运动量应根据个人的体力而定。

(4)网络成瘾

网络成瘾,也称"网络过度使用"或"病理性网络使用",是指由于过度使用网络而导致明显的社会、心理、生理损害的一种现象。其主要特征是:无节制地花费大量时间上网;必须增加上网时间才能获得满足感;不能上网时会出现异常情绪;学业失败、工作绩效变差或现实人际关系恶化;向他人说谎以隐瞒自己对网络的迷恋程度;症状反复发作等。

网络成瘾可导致情绪低落,无愉快感或兴趣丧失,睡眠障碍,生物钟紊乱,饮食异常,体重减轻,精力不足,运动迟缓,自我评价降低,能力下降,思维迟缓,有自杀意念和行为,社会活动减少,大量吸烟、饮酒和滥用药物等。

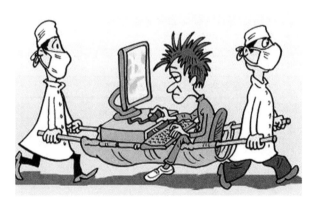

图 6-3 网络成瘾

对青少年网络成瘾问题要未雨绸缪,贯彻预防为主的方针。预防青少年网络成瘾综合征的发生,需要社会、学校、家庭多方面的努力和配合。

社会治理:在网络上宣传中华民族的优秀文化;构建网络伦理的理论和实践规范体系;推动网络立法工作;构建家庭、学校、社会互动的教育网络系统。

学校教育:从培养青少年良好的心理素质和健全的人格入手,以良好的思想素质、政治素质、道德素质和心理素质为总体目标的思想政治教育必须在解决网络成瘾这一问题上发挥作用。

家庭关怀:建立良好的亲子关系;建立科学的家庭养育方式。

是否网络成瘾以及成瘾的程度可以通过以下方法进行初步自我评价。

请逐一回答下列 20 个问题,在"自测打分"列用 0~5 进行评分。0~5 的具体含义是:1=罕见,2=偶尔,3=较常,4=经常,5=总是,0=没有。20 个问题的得分相加就是你的总分,可根据总分判断网络成瘾的程度。

表 6-1 网络成瘾自测评分表

问题	自测打分
1.你发现你在网上逗留的时间比你原来打算的时间要长?	
2.由于上网的时间太多,以至于忘记了要做的家务?	
3.你觉得网络带给你的愉悦超过了亲朋好友之间的亲昵?	
4.你会与网上的人建立各种新的关系?	
5.你的亲友会抱怨你花太长的时间在网上?	
6.由于你花太多的时间在网上,以至于耽误学业和工作?	
7.你宁愿去查收电子邮件,也不愿去完成必须做的工作?	
8.由于上网,影响了你的学习或工作业绩和效果?	
9.你尽量隐瞒你在网上的所作所为?	
10.你会同时想起网上的快乐和生活的烦恼?	
11.在你准备开始上网时,你会觉得自己早就渴望上网了?	
12.没了互联网,生活会变得枯燥、空虚和无聊?	
13.当有人打扰你上网时,你会恼怒或吵闹?	
14.你会为深夜上网而不睡觉?	
15.其他时间你仍全身心想着上网或幻想着上网?	
16.你上网时老想着"就再多上一会儿"?	
17.你尝试减少上网时间但却失败了?	
18.你企图掩饰自己上网的时间?	
19.你选择花更多时间上网,而不是和别人出去玩?	
20.当外出不能上网时,你会感到沮丧、忧郁或焦虑。一上了网,这些感觉就消失了?	
合计总分	

判断说明:

20~49 分:你是个一般上网者,只是有时会上得多一些,但总体上是能够自我控制的,尚未沉溺于此。

50~79 分:上网似乎给你带来了一些问题,应该谨慎对待上网给你带来的影响,以及对家庭和其他成员带来的影响。

80~100 分:上网已经给你和你的家庭带来了很多问题,你必须马上正视并解决这些问题。

(5)吸食毒品

《中华人民共和国刑法》所称的毒品,包括鸦片、海洛因、甲基苯丙胺(冰毒)、吗啡、大麻、可卡因以及国家规定管制的其他能够使人形成瘾癖的麻醉药品和精神药品。

吸毒非常容易成瘾,有的人只吸一支含有毒品的烟就会上瘾。成瘾者应尽快戒毒。毒品严重危害健康,吸毒危害自己、危害家庭、危害社会。预防毒品危害,应当严格要求自己,绝对不要尝试毒品。

6.3 慢性病重在预防

 (1)什么是慢性病

慢性病全称是"慢性非传染性疾病",不是特指某种疾病,而是对一类起病隐匿、病程长且病情迁延不愈、缺乏确切的传染性生物病因证据、病因复杂且有些尚未完全被确认的疾病的概括性总称。慢性病发病率和死亡率高,严重耗费社会资源、危害人类健康。

常见的慢性病主要包括:心脑血管疾病,如高血压、冠心病、脑卒中等;慢性阻塞性肺部疾病,如慢性气管炎、肺气肿等;糖尿病;肥胖;恶性肿瘤。慢性病具有病程长、病因复杂、难以治愈、疾病负担重等特点。

慢性病的病因复杂,其发病因素主要包括四个方面:

①环境污染、生活压力大等自然环境、社会环境和心理环境因素。

②不良生活方式和行为,包括不合理营养、不良嗜好(吸烟、饮酒等)、缺乏体育锻炼、睡眠不足等。

③生物遗传因素。

④卫生服务资源和利用不够等。

慢性病尽管难治,但早期预防很有用。我国慢性病的预防策略是三级预防。第一级预防,又称"病因预防",主要是针对致病因子采取综合性预防措施,如环境卫生、安全饮用水、预防接种、增加身体抵抗力等。

第二级预防,又称"三早预防",即疾病的早发现、早诊断、早治疗,定期健康检查可以在早期发现和鉴别健康问题。第三级预防,又称"临床预防",主要包括及时对症治疗、防止伤残和促进康复,改善生命质量。慢性病的预防需要沿生命周期不懈努力。

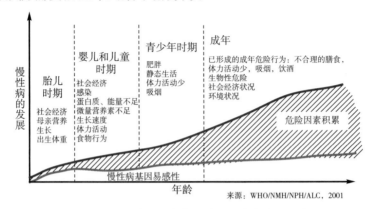

图 6-4 慢性病预防基本原则——生命全程预防

慢性病预防人人有责。作为普通民众,我们应做到以下几点:

①为加强慢性病防治机构建设尽力。

②配合和支持慢性病的流行病学调查,寻找危险因素及保护因素,共同支持慢性病防控。

③自觉改变和避免不良的生活方式和行为,如吸烟、酗酒、不合理的膳食、盐摄入过多、精神紧张、缺少体力活动等。

④接受政府组织的健康教育和慢性病干预计划。

关注慢性病的预防和干预,可以通过浏览国家卫生健康委员会官方网站、中国疾病预防控制中心网站或相关防治工程网站等获取相关知识和技能。

 (2)慢性病防治,健康教育大有作为

健康教育是一项通过传播媒介来提高人们的健康知识水平和自我保健能力,并激励人们采取有益于健康的生活方式和行为,避免危险因素,进而促进健康的教育活动。

健康教育的核心问题是行为问题,首要问题是把健康知识传递给群众。健康教育的目标是"知、信、行":"知"就是普及健康知识;"信"就是相信与接受健康知识;"行"就是把健康知识变为实际行动。

一方面,健康教育既重视健康知识的传播,又强调行为的改变。健康知识的传播是改变行为的基础和前提;改变不健康行为和建立有益于健康的行为,是健康知识传播的延伸和发展;把健康知识变成广大群众的自觉行动,是健康教育的落脚点和追求的目标。另一方面,健康教育已成为各国实现人人享有卫生保健这个战略目标的重要支柱,也是减少疾病负担和控制医药费用的有效途径。

6.4 常见慢性病

(1)高血压

高血压的诊断标准定在收缩压≥140毫米汞柱(mmHg)和(或)舒张压≥90毫米汞柱(mmHg),根据血压水平分为1、2、3级高血压。高血压是最常见的慢性病,也是心脑血管病最主要的危险因素。

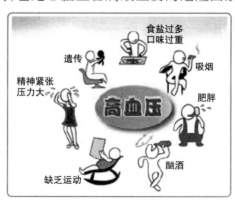

图6-5 高血压

引起高血压的因素很多,包括:
①超重和肥胖。
②不合理的饮食,如摄入食盐过多。

③过量饮酒和吸烟。

④不良的生活方式,如缺乏体力活动、暴饮暴食等。

⑤长期的精神刺激。

⑥遗传因素。

高血压的预防指导:

①控制体重。超重及肥胖人群高血压患病率是体重正常人的2倍以上,显然控制体重应该得到充分重视。

②合理饮食。控制食盐摄取量,世界卫生组织建议每人每日食盐摄入量在6克以下;控制脂肪摄入量在总能量摄入的30%以下;多食用新鲜蔬菜和水果,坚持每天饮奶,常食用大豆或豆制品。

③戒烟、限酒。

④建立健康的生活方式,积极参加体育锻炼,避免精神紧张,保持乐观开朗的心情,自我监测血压。

(2)糖尿病

糖尿病的诊断标准为空腹血糖≥7.0毫摩尔/升和(或)餐后2小时血糖≥11.1毫摩尔/升。

若空腹血糖处于临界值(≥6.1毫摩尔/升,<7.0毫摩尔/升),疑为糖尿病,应遵医嘱做糖耐量试验。所谓"糖耐量",通俗地说就是人体对葡萄糖的耐受能力。医生通常会对疑似糖尿病患者进行糖耐量测试,如果服糖后2小时血糖介于7.8~11.1毫摩尔/升,表明机体糖耐量能力减低,也就是说身体对糖的吸收和利用比正常人差。若糖耐量减低,虽身体无明显不适,但也不可掉以轻心,因为糖耐量减低通常被认为是糖尿病前期的信号。

糖尿病可分为以下2种类型。

①1型糖尿病。发病年龄较小,大多30岁前发病,起病突然,多饮、多尿、多食、消瘦症状明显,血糖水平高,不少患者以酮症酸中毒为首发症状,血清胰岛素和C肽水平低下,单用口服降糖药无效,需用胰岛素治疗。

②2型糖尿病。常见于中老年人,肥胖者发病率高,常伴有高血压、血脂异常、动脉硬化等疾病。起病隐袭,早期无症状,或仅有轻度乏力、口渴,血糖增高不明显者需做糖耐量试验才能确诊。血清胰岛素水平早期正常或增高,晚期低下。

糖尿病患者早期症状并不明显。患糖尿病后,其临床特征为"三多一少",即多饮、多尿、多食和体重减少(消瘦)。然而,糖尿病是以糖代谢紊乱为病理基础的全身性疾病,当同时存在肥胖、高脂血症、尿路感染和性功能减退时,症状可能不典型,应警惕,注意健康检查。

糖尿病的病因尚不完全清楚,下列因素与糖尿病的发病有密切关系:

①遗传因素。糖尿病存在家族发病倾向,1/4～1/2患者有糖尿病家族史。

②环境因素。进食过多、体力活动减少导致的肥胖是2型糖尿病最主要的患病因素,使具有2型糖尿病遗传易感性的个体容易发病。1型糖尿病患者免疫系统异常,在某些病毒如柯萨奇病毒、风疹病毒、腮腺病毒等感染后易产生自身免疫反应,破坏胰岛β细胞,使胰岛素分泌减少。

目前尚无药物可以根治糖尿病。因此,在糖尿病的治疗方案中,最重要的是饮食疗法,遵循"五套马车方案",即糖尿病患者的教育、血糖自我监测、饮食治疗、运动治疗和药物治疗。

糖尿病虽不能以药物根治,但预防效果明显,包括:

①控制体重。大多数的2型糖尿病患者伴有肥胖。研究也表明,肥胖尤其是腹型肥胖(即腹部体脂分布过多)是引起糖尿病和糖耐量减低的重要危险因素之一。

②适量运动。体力活动不足,机体热能消耗减少,是形成肥胖、引起血糖升高的重要因素。

③合理饮食。饮食以清淡为主,注意限盐,口味要淡,同时注意饮食中要控制糖的摄入量,少吃主食和甜食。

④良好心态。保持良好的心理状态。情绪波动大,经常处于应激状

态,易引起血糖升高。

⑤戒烟限酒。吸烟会引起胰岛素抵抗。

 (3)肥胖

肥胖是指一定程度的明显超重与脂肪层过厚,是体内脂肪尤其是甘油三酯积聚过多而导致的一种状态。肥胖不是指单纯的体重增加,而是指由于脂肪细胞增多或脂肪细胞体积增大而导致体内脂肪组织积蓄过剩、全身脂肪组织与其他组织失去正常比例的一种状态。肥胖是代谢性疾病的前期,被广泛认同为疾病。

肥胖有多种方法可以评价,最常用的是以下2种。

①体质指数法。又称BMI,是用体重的千克数除以身高米数的平方得出的结果,是目前国际上常用的衡量人体胖瘦程度以及是否健康的一种标准。我国BMI的标准是:BMI<18.5属于偏瘦;18.5≤BMI≤23.9为正常范围;24≤BMI<28为超重;BMI≥28为肥胖。如体重是70千克,身高是1.6米,则BMI为$70/1.6^2=27.3$,属于超重,接近肥胖。

②标准体重法。标准体重(千克)=身高(厘米)-105。一个身高170厘米的男子,其标准体重应该是:170(厘米)-105=65(千克)。凡是超过标准体重10%者为偏重,超过20%以上者为肥胖;低于标准体重10%者为偏瘦,低于20%以上者为消瘦。

上述计算方法只适用于成年人。对儿童、老年人或者身高过于矮小的人并不适用,应咨询专业人员。

引起肥胖的原因很多:

①遗传因素。

②饮食因素。能量摄入过多,尤其是高脂肪饮食,是造成肥胖的主要原因。

③缺乏运动。

④社会环境因素。现代社会交通发达,人们活动量减少;现代食品大多为高脂、高糖、高能量食品。

⑤代谢因素。肥胖者合成代谢亢进,在休息及活动时能量消耗均较一般人少。

⑥精神因素。当中枢功能受制于精神状态,迷走神经兴奋而胰岛素分泌增多时,食欲异常亢进,易致肥胖。

⑦其他因素,如性别、年龄、内分泌因素等。

肥胖不仅影响形体美,而且给生活带来不便。此外,肥胖还会增加患心血管疾病的风险,影响消化系统、呼吸系统、心血管系统和内分泌系统功能,增加某些癌症的发病风险,还会造成生殖能力下降以及心理障碍等。

肥胖防治指导:

①膳食调整。在控制每日总能量摄入的基础上,要做到食物多样,谷类为主;适量吃蔬菜、水果和薯类;适量吃鱼、禽、蛋、瘦肉,少吃或不吃肥肉和荤油;常吃豆类及其制品。

②积极参加体育锻炼。低强度、长时间的运动有利于减肥,如饭后散步、骑自行车、跳绳等。运动量由少到多,运动强度由弱到强,按照循序渐进的原则进行锻炼。

③心理疗法。增强减肥、控制体重的信心。情绪低落、抑郁时采取合适的减压方法,如听轻音乐、向亲人朋友诉说,不要以进食来达到减压的目的。

(4)代谢综合征

代谢综合征是多种代谢成分异常聚集的病理状态,是一组复杂的代谢紊乱症候群,包括腹部肥胖或超重、致动脉粥样硬化血脂异常、高血压、胰岛素抵抗和(或)糖耐量异常等。代谢综合征使患糖尿病、冠心病及其他心血管病的风险明显增加。

代谢综合征的核心是胰岛素抵抗,体内脂肪细胞、肌肉细胞和肝细胞对正常浓度的胰岛素产生反应不足的现象。腹型肥胖、高血糖、高甘油三酯血症和高血压可在胰岛素抵抗基础上相互促进,所以有人将代谢综合征称为"死亡四重奏"。

代谢综合征是对一组高度相关疾病的组合,因此其防治应从多方面开展,如改变不良生活方式、控制体重、增强体育锻炼和精神协调等,配合降血糖、调血脂和抗高血压治疗。

(5)骨质疏松症

骨质疏松症是多种原因引起的、以单位体积骨组织量减少为特点的代谢性疾病,以更年期妇女和老年人较为常见。在多数骨质疏松症中,骨组织的减少主要是由骨质吸收增多所致,以骨骼疼痛、易于骨折为特征。

骨质疏松症分为原发性和继发性两种。原发性的原因至今不明;继发性的原因包括内分泌性紊乱,妊娠、哺乳,营养性因素(维生素 D 缺乏、低钙饮食、酒精中毒等),遗传性因素及其他原因(疾病、使用皮质类固醇等)。

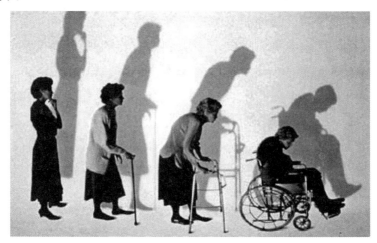

图 6-6 骨质疏松

骨质疏松症的预防主要采取三级预防措施。

①一级预防。应从儿童、青少年做起,如注意合理膳食,多食用含钙、磷高的食品,如鱼、虾、牛奶、乳制品、骨头汤、鸡蛋、豆类、杂粮、绿叶蔬菜等。坚持科学的生活方式,如坚持体育锻炼,多接受日光浴,不吸

烟、不饮酒,少喝咖啡、浓茶及碳酸饮料,少食糖及盐,动物蛋白也不宜食用过多。晚婚,少育,哺乳期不宜过长,尽可能保存体内钙质,丰富钙库。对致病基因携带者,重点随访,早期防治。

②二级预防。中年人群,尤其妇女绝经后,骨丢失加速,此时应每年进行一次骨密度检查。对骨量快速减少的人群,应及早采取防治对策。

③三级预防。对退行性骨质疏松症患者,应积极进行抑制骨吸收、促进骨形成等药物治疗,还应加强防摔、防颠等措施。对中老年骨折患者,应积极手术,加强内固定,给予体疗、理疗、营养、补钙、遏制骨丢失、提高免疫功能及整体素质等综合治疗。

(6)肿瘤

肿瘤是机体在各种致癌因素作用下,局部组织的某一个细胞在基因水平上失去对其生长的正常调控,导致其克隆性异常增生而形成的新生物。肿瘤分为良性肿瘤和恶性肿瘤两类。肿瘤形成的原因包括内因和外因。内因包括精神因素、内分泌失调、免疫缺陷与遗传因素等。外界致癌因素是引起癌症的重要刺激因素,80%～90%的癌症是由环境因素引起的。

常见致癌因素很多,归结起来包括:

①吸烟与被动吸烟。吸烟者肺癌、喉癌、食管癌、膀胱癌、口咽癌的发病率比不吸烟者高出若干倍。被动吸烟者发生癌症的概率也很大。

②职业因素。因长期接触煤焦油、芳香胺或偶氮染料、亚硝胺类化合物等而致的职业性癌占全部癌症的2%～8%。职业性癌一般有较长的潜伏期,发生在皮肤、泌尿道、呼吸道等部位的职业性癌较常见。

③放射线及紫外线。电离辐射(X射线、γ射线)所诱发的癌症约占全部癌症的3%,紫外线照射可诱发皮肤癌或恶性黑色素瘤。

④膳食因素。人类的饮食结构和习惯与消化道癌关系密切。膳食中脂肪过多易诱发乳腺癌、大肠癌;食品中违规添加的成分及过量添加的食品添加剂也具有致癌风险;腌、熏食品和一些蔬菜、肉类、啤酒中可

能含有亚硝酸盐和硝酸盐;含有黄曲霉毒素的食品与肝癌发病可能有关。

⑤某些药物。治疗癌症的各种抗肿瘤药特别是烷化剂本身也具有致癌作用。此外,某些解热镇痛药、抗癫痫药、抗组胺药、激素类药物等也可能与癌症的发病有关。

⑥寄生虫与病毒。血吸虫病可引起膀胱癌;中华分支睾吸虫可引起胆管癌。迁延性乙型肝炎所致的肝硬化患者容易发生肝癌;单纯疱疹病毒与宫颈癌的发病有关。

肿瘤的内科治疗是以抗肿瘤药物为主的治疗,即肿瘤化疗,而外科治疗主要对良性肿瘤有效,两者都不能根治癌症。因此,做好肿瘤的预防工作非常重要。预防肿瘤的措施包括增强机体抵抗力、保护及改善环境、消除或避免致病因素。具体措施包括戒烟、做好食品的防霉去毒工作、改变不良饮食习惯(不吃或少吃腌制菜、咸鱼干、烤肉、烟熏食品等,多吃新鲜食品)、合理调配饮食(适量多吃富含维生素 A、C、E 及 β-胡萝卜素的食品,多吃新鲜蔬菜和水果,也要注意微量元素锌和硒的摄取)、避免或减少接触职业致癌因素、消除环境污染及治疗癌前病变等。

6.5 肿瘤的早诊早治

近年来,我国肿瘤的发病率呈明显上升趋势,严重影响百姓的健康。肿瘤早发现、早诊断、早治疗是降低死亡率和提高生存质量的主要措施,但我国居民普遍缺乏肿瘤早诊早治的意识和知识,以致大量病例发现时已是偏中晚期,预后较差。因此,应将肿瘤防治关口前移,做到按时体检或进行肿瘤筛查,及早发现肿瘤预警信号。

(1)常见肿瘤的主要筛检方法

由于大部分肿瘤在早期没有明显症状,因此按时体检或参加各种肿瘤普查项目是早期发现的有效方法。常规体检虽然比较普遍,但检查项目针对性不强。如果患某些肿瘤的风险比较高,可以和医生协商,有目的地选择相应检查项目。符合以下情况时需要注意:有肿瘤家族史的;40岁以上者;有致癌相关的良性疾病、行为生活方式、职业等因素的;出现肿瘤预警信号的。同时具备以上多种情况的更要警惕。需要注意的是,某些肿瘤筛检指标敏感性很高,因此,即使检查结果为阳性也不必太紧张,应根据医生的专业建议进行下一步检查或随访。

常见肿瘤的主要筛检方法如下:

肺癌:胸片或低剂量螺旋CT检查(可发现更小的结节)。

胃癌:纤维内窥镜检查,血清胃蛋白酶原、胃泌素17检查,钡餐造影。

食管癌:纤维内窥镜检查+碘染色。

肝癌:甲胎蛋白(AFP)检查,腹部B超检查。

大肠癌:大便隐血试验,纤维内窥镜检查。

甲状腺癌:甲状腺超声检查。

乳腺癌:体格检查(触诊),乳腺超声检查,钼靶X线检查,核磁共振(MRI)检查。

宫颈癌:宫颈刮片检查,HPV检查。

前列腺癌:血清PSA检查。

(2)常见肿瘤的预警信号

我国发病率最高的恶性肿瘤是肺癌、胃癌、肝癌、大肠癌、食管癌等。机体的某些表现常提示肿瘤的发生,因此,感知这些预警信号对肿瘤的早期发现也是很重要的。注意自我检查,重视食欲、食量、体重、大便、小便、体力、睡眠、呼吸、脉搏等基本生理要素的变化,经常触摸颈部、腋窝、腹股沟等处有无出现肿块并判断肿块的生长速度。一旦发现肿瘤预警信号,就要及时就医。

常见肿瘤的预警信号包括:

①身体任何部位如乳腺、颈部或腹部出现逐渐增大的肿块。

②耳鸣、听力减退、单侧头痛或伴有复视,鼻塞、鼻衄,抽吸咳出的鼻咽分泌物带血。

③持续性干咳、嘶哑、痰中带血,久治不愈。

④持续性消化不良,进行性食欲减退,原因不明的体重减轻、上腹部疼痛。

⑤疣或黑痣明显变化,如颜色加深、迅速增大、瘙痒、脱毛。

⑥舌头、颊黏膜、皮肤等处没有外伤而发生溃烂,且久治不愈。

⑦大便习惯改变,原因不明的大便带血及黏液或腹泻便秘交替。

⑧吞咽食物有哽噎感,胸骨后闷胀不适、灼痛,食道内有异物感,逐渐加重的吞咽不顺。

⑨中年以上的妇女出现不规则阴道流血或分泌物(俗称"白带")增多,接触性出血。

⑩原因不明显的无痛性血尿。

第7章 医疗保障、社区卫生服务与健康管理

7.1 医疗保障

(1) 多层次医疗保障体系,抗御疾病风险

我国医疗保障体系分为以下几类,分别覆盖相应人群。

表7-1 我国医疗保障体系

保障类型	覆盖范围
城镇职工基本医疗保险	城镇所有用人单位和职工
城镇居民基本医疗保险	不属于城镇职工基本医疗保险制度覆盖范围的各类在校学生、少年儿童和其他非从业城镇居民
新型农村合作医疗(新农合)	农村户籍居民
企业补充医疗保险	自愿参加补充保险的单位和个人
商业医疗保险	自愿参加商业医疗保险者
城乡医疗救助	低收入或特殊困难群体

自2016年开始,全国各地陆续整合城镇居民医保和新农合两项制度,实施统一的城乡居民医保制度。未来将实现全民基本医保3项制度(城镇职工医保、城镇居民医保和新农合)统一纳入社会保险一体化管理。

(2) 国家实行基本药物制度,百姓用药有保证

基本药物是适应基本医疗卫生需求,剂型适宜,价格合理,能够保障

供应,公众可公平获得的药品。国家基本药物是指我国政府制定的《国家基本药物目录》中的药品,是从目前临床应用的各类药物中经科学评价而遴选出的在同类药品中疗效肯定、不良反应小、质量稳定、价格合理、使用方便的药物。随着药物的发展和防病治病的需要,《国家基本药物目录》也在不断补充和修订。

《国家基本药物目录》是各级医疗卫生机构配备使用药品的依据。政府举办的基层医疗卫生机构全部配备和使用基本药物,取消药品加成,按实际进价销售,即实行零差率销售。国家基本药物全部纳入基本医疗保障药品报销目录,且报销比例明显高于非基本药物。

《国家基本药物目录》内容具有政策性和时效性。请关注中华人民共和国国家卫生健康委员会网站(http://www.nhfpc.gov.cn/)。

 (3)基层医疗卫生机构,居民就医优先选

我国基层医疗卫生机构主要包括农村乡镇卫生院和村卫生室,以及城市社区卫生服务中心和卫生服务站,是为广大人民群众提供基本公共卫生服务和基本医疗服务的基础力量。当前我国推进分级诊疗制度建设,居民就医时,应首先选择邻近的基层医疗卫生机构,经全科医生首诊,进行及时治疗;若属疑难重症或需专科解决的问题,可经全科医生介绍或转诊到上一级综合(或专科)医院进行治疗,即通常所说的"大病进医院,小病在基层"。

 (4)异地住院报销更便捷

国家异地就医结算系统建设日趋完善,目前省内异地就医住院医疗费用可直接结算,全国跨省异地就医住院医疗费用直接结算工作也在稳步推进中。出院时符合报销的费用被自动扣除,再由医院与医保中心结算,而居民仅需支付个人负担的部分,无需先行垫付再回参保地报销,非常便捷。

7.2 社区卫生服务

(1) 社区卫生服务的含义

社区卫生服务是社区建设的重要组成部分,是政府领导、社区参与、上级卫生机构指导下,以基层卫生机构为主体,全科医师为骨干,合理使用社区资源和适宜技术,以人的健康为中心,家庭为单位,社区为范围、需求为导向,以妇女、儿童、老年人、慢性病人、残疾人、贫困居民等为重点,以解决社区主要卫生问题、满足基本卫生服务需求为目的,融预防、医疗、保健、康复、健康教育、计划生育技术服务等为一体的,有效、经济、方便、综合、连续的基层卫生服务。

(2) 社区卫生服务工作内容

社区卫生服务将预防与治疗相结合。《城市社区卫生服务机构管理办法》规定社区卫生服务内容包括基本医疗服务和公共卫生服务两部分。

①基本医疗服务。基本医疗服务包括:一般常见病、多发病诊疗、护理和诊断明确的慢性病治疗;社区现场应急救护;家庭出诊、家庭护理、家庭病床等家庭医疗服务;转诊服务;康复医疗服务;政府卫生行政部门批准的其他适宜医疗服务。

②公共卫生服务。公共卫生服务包括:卫生信息管理;健康教育;传染病、地方病、寄生虫病预防控制;慢性病预防控制;精神卫生服务;妇女保健;儿童保健;老年保健;残疾康复指导和康复训练;计划生育技术咨询指导,发放避孕药具;协助处置辖区内的突发公共卫生事件;政府卫生行政部门规定的其他公共卫生服务。

(3) 全科医生

全科医生又称"家庭医师"或"家庭医生",是全科医疗服务的提供者,主要在基层承担预防保健、常见病多发病诊疗转诊、病人康复和慢性病管理、健康管理等一体化服务,被称为居民健康的"守门人"。如果说专科医生是在医院里专注于为患者提供疑难急重症的阶段性治疗,那么全科医生就是在社区老百姓身边为居民提供连续性基本医疗和基本公共卫生服务,他们能帮助老百姓解决大部分健康问题,可以通俗地理解为服务社区的"片儿医"。

根据《国务院关于建立全科医生制度的指导意见》的精神,到2020年,我国将初步建立起充满生机和活力的全科医生制度,基本形成统一规范的全科医生培养模式和"首诊在基层"的服务模式,全科医生与城乡居民基本建立比较稳定的服务关系,基本实现城乡每万名居民有2~3名合格的全科医生,全科医生服务水平全面提高,基本适应人民群众基本医疗卫生服务需求。建立全科医生制度对于提高基层医疗卫生服务水平、缓解人民群众"看病难、看病贵"的状况,具有重要意义。

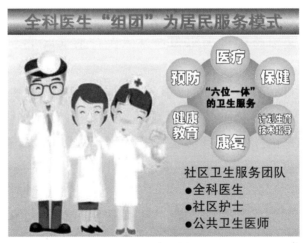

图 7-1 全科医生团队

7.3 健康管理

(1)健康管理的含义

健康管理是近年来提出的新理念,是指对个体和群体的健康进行全面监测、分析、评估,提供健康咨询和指导以及对健康危险因素进行干预的全过程。健康管理的宗旨是调动个体、群体及整个社会的积极性,有效地利用有限的资源来达到最佳的健康效果。

对于我们每个人来说,健康是一种权利,同时也是一种责任,因此要主动承担起个人对于自身健康和他人健康的责任。每个人,即使是健康人,也还是可以为了更健康做点什么。健康管理就是以维护健康为目的一以贯之的行动。在全科医生或健康管理师的指导下,居民要自觉和主动地利用有限的资源全面管理自身的健康危险因素,达到最佳的健康改善效果,而不是等到"饿了再吃,渴了再喝,病了再去看医生"。

健康管理的策略有多种,其中最重要的就是生活方式管理,对于已患病者还要做好疾病管理。

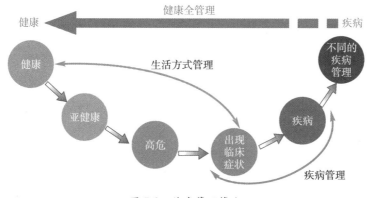

图 7-2　健康管理策略

(2)健康档案

健康档案作为健康管理的第一步,是健康管理的基础。居民健康档案记录个人从出生直至当前的健康及健康相关行为变化过程,是属于建档对象自己的完整的健康信息资料。健康档案属于社区公共卫生服务内容,社区医务人员免费为居民建档。建档对象为辖区内常住居民(包括居住半年以上的户籍和非户籍居民),档案内容包括个人基本信息,健康体检,重点人群的健康管理记录(含0~6岁儿童、孕产妇、老年人、慢性病患者、严重精神障碍患者和肺结核患者等),以及其他医疗卫生服务记录。

对于居民而言,建立健康档案有以下好处:

①动态反映个体健康及危险因素的变化过程,使医生全面掌握个体健康信息。

②医生可根据健康档案的记录及早发现高血压病、糖尿病、慢性支气管炎等慢性疾病。

③医生根据疾病管理记录评价疗效,调整治疗方案,根据生活方式管理记录评价效果,拟定下一步干预计划。

④减少就诊时的重复检查,节省医疗费用支出。

因此,在社区医务人员为居民建档过程中,居民应积极主动予以配合。

(3)个体化健康维护计划

由于个体与个体之间的健康状况和健康危险因素有差异,因此健康管理需要体现个性化,为服务对象制定个体化健康维护计划。全科医生在明确居民个人健康危险因素分布的基础上,可为居民有针对性地制定将来一段时间内个体维护健康的方案,并以此来进行个体化的临床预防服务。

实施个体化健康维护计划应预先制定健康维护流程表,根据流程表开展相应的健康指导、疾病筛检、免疫接种服务。医生依据居民的年龄、性别以及具体的危险因素为其提供有针对性的健康指导内容、疾病筛检项目以及接种的疫苗种类。

疾病筛检在个体化健康维护中起着重要作用,有利于疾病的早期发现、诊断和治疗。疾病筛检的主要方式是周期性健康检查,它克服了以往定期健康检查的不足。医生根据检查对象的年龄、性别、职业等健康危险因素为个体设计区别化的筛检项目,使筛检更有针对性,更符合成本效益原则。筛检呈阳性的可疑患者,需要到医院做进一步检查。

(4)健康咨询

健康咨询是医疗机构尤其是基层医疗卫生机构帮助个体及家庭改变不良行为方式最常用的健康教育方式,尤其适合亚健康和健康人群。

医生常采用的健康咨询基本模式是"5A 模式":

①评估(Ask/Assess,以病情、知识、技能、自信心为主)。

②劝告(Advise,提供有关健康危害的相关信息、行为改变的益处等)。

③达成共识(Agree,根据患者的兴趣、能力共同设定一个改善行为的目标)。

④协助(Assist,为患者找出行动可能遇到的障碍,帮助确定正确的策略、解决问题的技巧及获得社会支持)。

⑤安排随访(Arrange,明确随访的时间、方式与行动计划,最终通过患者自己的行动计划,达到既定的目标)。

健康咨询不是一蹴而就的,居民应养成健康咨询习惯,定期或不定期主动寻求咨询服务。健康咨询过程中,要特别注意和医务人员达成共识,设定具体的、可测量的、以行动为导向的、现实的、有时效性的目标,确保自身通过努力可以实现。同时,在行为改变过程中,采用自我激励方法强化促进健康的行为。

7.4 常见慢性病患者的健康管理

慢性病起病隐匿,病程长且病情迁延不愈,需要长期持续的管理才能取得良好的效果。其中,高血压、2 型糖尿病严重危害人体健康。《国家基本公共卫生服务规范》(第三版)已将这两种疾病患者的健康管理纳入基本公共卫生服务范畴,并规定了基层卫生机构开展健康管理的具体内容。

(1)高血压患者的健康管理

高血压患者健康管理服务内容包括筛查、随访评估、分类干预和健康体检。

①筛查。对辖区内35岁及以上常住居民,每年为其免费测量一次血压(非同日3次测量)。对第一次发现收缩压≥140 mmHg和(或)舒张压≥90 mmHg的居民,在去除可能引起血压升高的因素后预约其复查。非同日3次测量血压均高于正常值,可初步诊断为高血压。建议转诊到上级医院确诊并取得治疗方案,2周内随访转诊结果,对已确诊的原发性高血压患者纳入高血压患者健康管理。高危人群应每半年至少测量1次血压,并接受生活方式指导。

②随访评估。对原发性高血压患者,每年提供至少4次面对面的随访。测量血压并评估是否存在危急情况;若不需紧急转诊,询问上次随访到此次随访期间的症状;测量体重、心率,计算体质指数(BMI);询问患者疾病情况和生活方式,包括心脑血管疾病、糖尿病、吸烟、饮酒、运动、摄盐情况等,了解患者服药情况。随访时如发现患者收缩压≥180 mmHg和(或)舒张压≥110 mmHg,意识改变、剧烈头痛或头晕、恶心呕吐、视力模糊、眼痛、心悸、胸闷、喘憋不能平卧及处于妊娠期或哺乳期同时血压高于正常值等危急情况之一,或存在不能处理的其他疾病时,须在处理后紧急转诊。

③分类干预。对血压控制满意、无药物不良反应、无新发并发症或原有并发症无加重的患者,预约下一次随访时间。对第一次出现血压控制不满意,或出现药物不良反应的患者,结合其服药依从性,必要时增加现用药物剂量,更换或增加不同类的降压药物,2周内随访。对连续2次出现血压控制不满意,或药物不良反应难以控制以及出现新的并发症,或原有并发症加重的患者,建议其转诊到上级医院,2周内主动随访转诊情况。对所有的患者进行有针对性的健康教育,与患者一起制定生活方式改进目标,并在下一次随访时评估进展。告诉患者出现哪些异常时应立即就诊。

④健康体检。对原发性高血压患者,每年进行1次较全面的指定内容的健康检查。

(2)2 型糖尿病患者的健康管理

2 型糖尿病患者健康管理服务内容也包括筛查、随访评估、分类干预和健康体检四部分。

①筛查。对 2 型糖尿病高危人群进行有针对性的健康教育,建议其每年至少测量 1 次空腹血糖,并接受健康指导。

②随访评估。对确诊的 2 型糖尿病患者,每年提供 4 次免费空腹血糖检测,至少进行 4 次指定内容的随访。测量空腹血糖和血压,并评估是否存在危急情况;若不需紧急转诊,询问上次随访到此次随访期间的症状;测量体重,计算质指数(BMI),检查足背动脉搏动;询问患者疾病情况和生活方式,了解患者服药情况。如发现患者血糖≥16.7 毫摩尔/升或血糖≤3.9 毫摩尔/升,收缩压≥180 mmHg 和(或)舒张压≥110 mmHg,有意识或行为改变、呼气有烂苹果样丙酮味、心悸、出汗、食欲减退、恶心、呕吐、多饮、多尿、腹痛、有深大呼吸、皮肤潮红、持续性心动过速(心率超过 100 次/分钟)、体温超过 39 ℃或有其他的突发异常情况,如视力骤降、妊娠期及哺乳期血糖高于正常值等危险情况之一,或存在不能处理的其他疾病时,须在处理后紧急转诊。

③分类干预。对血糖控制满意(空腹血糖值<7.0 毫摩尔/升)、无药物不良反应、无新发并发症或原有并发症无加重的患者,预约下一次随访时间。对第一次出现空腹血糖控制不满意(空腹血糖值≥7.0 毫摩尔/升)或药物不良反应的患者,结合其服药依从情况进行指导,必要时增加现有药物剂量、更换或增加不同类的降糖药物,2 周内随访。对连续 2 次出现空腹血糖控制不满意或药物不良反应难以控制以及出现新的并发症或原有并发症加重的患者,建议其转诊到上级医院,2 周内主动随访转诊情况。对所有患者进行针对性的健康教育,与患者一起制定生活方式改进目标并在下一次随访时评估进展。告诉患者出现哪些异常时应立即就诊。

④健康体检。对确诊的 2 型糖尿病患者,每年进行 1 次较全面的指定内容的健康体检。

第8章 妇幼保健与计划生育

8.1 婴幼儿保健

(1)新生儿保健

①新生儿黄疸。新生儿生理性黄疸程度较轻,多在出生后2～3天出现皮肤黏膜发黄,眼睛和巩膜黄染,4～6天达到高峰,足月儿2周内自行消失,早产儿可持续3～4周消失。生理性黄疸的新生儿精神、反应好,无其他临床症状,基本无需处理。但是,以下情况应考虑为病理性黄疸,须及时就医:黄疸在出生24小时内出现,血清胆红素高于12毫克/分升,黄疸持续时间长(足月儿长于2周、早产儿长于4周),黄疸程度重(手心、足底发黄),黄疸消退后再次出现。

②新生儿脐部护理。在新生儿脐带未脱落之前,脐部是细菌侵入新生儿体内的一个重要部位。脐部护理不当,轻者可造成脐炎,重者可导致败血症和死亡。脐部护理要点:保持局部清洁干燥,特别是尿布不要盖到脐部,以免排尿浸湿到脐部创面;经常检查包扎的纱布有无渗血,如果出现渗血,则需要重新结扎止血;每天用75%酒精棉签轻拭脐带根部,等待其自然脱落;脐带脱落之后,脐窝内常会有少量渗出液,可用75%酒精棉签清洗脐窝,然后盖上消毒纱布。切忌往脐部撒"消炎药粉",以防引起感染。如果脐窝有脓性分泌物,其周围皮肤有红、肿、热,且小儿出现厌食、呕吐、发热或体温不升,应立即去医院诊治。

（2）母乳喂养与婴幼儿辅食添加

①母乳喂养的优点。首先,母乳营养完备,成分比例合适;母乳中所含矿物质、维生素比例适宜,易于消化吸收;母乳中含有大量的免疫活性物质,可增强婴幼儿抵抗力。其次,母乳喂养可促进婴幼儿体格发育;促进婴幼儿智力发展;减少婴幼儿过敏性疾病、感染性疾病的发生;有助于面部和牙齿的正常发育;有利于增强母婴之间的感情交流。再次,母乳喂养可促进产妇子宫收缩,减少产后出血;有利于产妇产后的康复,延长生育间隔,起到天然避孕的作用;减少乳腺癌和卵巢癌的发生概率。

②母乳喂养应按需进行。对母乳喂养的宝宝应按需哺乳,不要严格限定哺乳的间隔时间,尤其在宝宝出生后的前几周、吃奶还未形成规律之前。一方面,这是由孩子的生理状态所决定的;另一方面,通过频繁的吸吮,可以强化对母亲泌乳和排乳的刺激,有利于婴儿获得充足的乳汁。

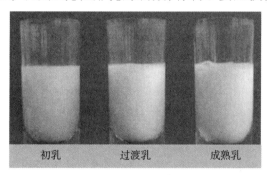

图 8-1 不同阶段乳汁的性状

③初乳对新生儿生长发育非常重要。初乳是指分娩后最初几天的乳汁,量少,色黄,质稠,是一种高密度、低容积食物。初乳较成熟乳的蛋白质、脂溶性维生素和某些矿物质含量高。初乳中含有大量的抗体,能预防感染和变态反应,其中分泌型 IgA 以第一天初乳中含量最高;初乳中白细胞和维生素 A 含量较成熟乳高,也有利于增强新生儿抗感染能力。初乳有轻微的通便作用,可加速胎粪排出,减少新生儿黄疸发生。初乳中含有生长因子,对新生儿小肠发育有促进作用,为消化吸收成熟乳做准备,并有助于防止吸收某些可引起过敏的物质,预防食物的不耐

受性。因此,初乳对新生儿非常重要,切勿丢弃。

④哺乳期促进乳汁分泌的方法。刺激乳汁分泌的最佳方法是让婴儿早吸吮、多吸吮,婴儿吃得多,母亲乳汁分泌得就越多。因此,建议新生儿出生后应该早接触(新生儿出生后半个小时内即要与母亲进行亲密皮肤接触)、早吸吮(尽早让新生儿吸吮母亲乳头,即使吸不出奶水,对母亲乳汁的分泌也有很大帮助)。

⑤哺乳期乳涨的处理方法。乳房过度充盈需要及时治疗。如果婴儿能够吸吮,应增加哺乳次数。哺乳前热敷乳房3~5分钟,然后按摩乳房,将乳汁挤出一些,使乳晕变软,婴儿可以含接;哺乳后可对乳房进行冷敷,以减轻水肿。

⑥婴幼儿辅食添加的原则。添加任何一种新的食物对婴幼儿来说都是一种挑战,应循序渐进。添加辅食品种过多、变换过快会引起婴幼儿消化功能紊乱。添加辅食应注意3个字:质、量、时。"质"要求辅食应由稀到稠(从流质到半流质,逐渐到固体食物)、由细到粗(如从菜汁开始,过渡到菜泥,适应之后再吃碎菜);"量"要求辅食应由少量到多量(如蛋黄从1/4个开始,食后观察4~5天,无不良反应后增至1/2个,逐渐增至1个),每次只添加一种辅食(婴幼儿适应一种食物后,再添加另一种食物,不要同时增加两种新的食物);"时"要求在哺乳之前喂辅食,在婴幼儿消化功能正常时添加辅食。

母乳喂养小问答

婴儿生病期间应该停止母乳喂养吗?

我国一些地区传统的观念认为,婴儿在生病期间应停止母乳喂养,把婴儿疾病的治疗完全交给医生,没有发挥母乳的营养作用和对某些疾病的辅助治疗作用(如腹泻)。婴儿在患病期间应该坚持进行母乳喂养。

母乳喂养会影响母亲体形吗?

越来越多的女性认为,喂奶会影响体形美,但尚无充分的证据支撑这一观点。实际上,母乳喂养可消耗储备的体脂,有利于产妇体形的恢复和产后的康复。

(3)婴幼儿健康管理

①儿童"4-2-1"体检。"4-2-1"体检是儿童健康管理的重要内容,它是指在1岁内每3个月进行1次体检,共4次(3个月、6个月、9个月、12个月),1～3岁每年体检2次(18个月、24个月、30个月、36个月),3岁以后每年体检1次。

②儿童身体发育的家庭自我评价。新生儿出生后第一年增长25～26厘米,前半年每月增长约2.5厘米,后半年每月增长约1.2厘米。第二年增长约10厘米。2岁以后,直至青春发育期,平均每年增长6～9厘米。

新生儿出生后,体重前3个月每月平均增加700～1000克,3～6个月每月平均增加600～800克,7～12个月每月平均增加约350克。

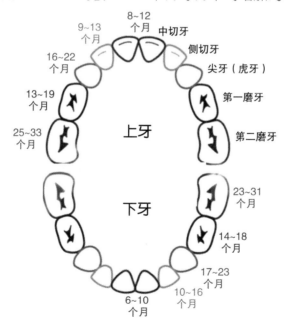

图8-2 儿童乳牙萌出的时间顺序

儿童乳牙在出生后6～12个月开始萌出,12个月尚未出牙者视为异常,最晚2.5岁出齐。恒牙有28～32颗,6岁左右开始萌出第1颗恒牙

(第 1 恒磨牙);6～12 岁乳牙开始按萌出的先后顺序逐个脱落,代之以恒牙(其中,第 1、2 双尖牙代替第 1、2 乳磨牙);12 岁左右萌出第 2 恒磨牙;18 岁以后出现第 3 恒磨牙(智齿);恒牙在 20～30 岁出齐。较为严重的营养不良、佝偻病、甲状腺功能低下均会导致患儿出牙迟缓、出牙顺序颠倒、牙质差等情况。

③新生儿疾病筛查。新生儿期需要筛查的主要疾病为苯丙酮尿症、先天性甲状腺功能低下和先天性听力功能障碍。这 3 种疾病虽对儿童健康危害严重,但筛查方法简单,确诊后可以得到有效治疗。前 2 种疾病可从新生儿足跟采几滴血制成血片送妇幼保健机构实验室筛查,听力筛查通常采用的是耳声发射、听性脑干反应、声导抗等电生理测试和行为测听方法。全国各地妇幼保健机构免费对上述 3 种疾病进行初筛,筛查阳性者需进一步检查。

苯丙酮尿症的病因是,儿童体内缺少苯丙氨酸羟化酶,致使人体不能代谢苯丙氨酸,体内苯丙氨酸蓄积,造成人体器官特别是大脑受损,严重影响孩子的智力。如果能及早通过筛查发现,尽早采用低苯丙氨酸奶粉替代一般婴儿奶粉或母乳进行喂养,可避免体内苯丙氨酸浓度的升高,从而阻止其对大脑的损害。

先天性甲状腺功能低下的病因是,先天性甲状腺功能异常,不能产生足够的甲状腺素,致使包括大脑在内的人体器官发育受阻,临床表现为智力低下、生长发育迟缓。通过筛查及早发现后合理补充甲状腺素,可避免对儿童发育的损害。

先天性听力功能障碍可引起儿童发音障碍,导致先天性聋哑。通过筛查及早发现(最好在出生后 6 个月内发现),可尽早使用助听器或进行人工耳蜗植入手术,改善听力。

④儿童预防接种程序。计划免疫工作是免疫预防中的重要内容之一,是控制直至最终消灭相应传染病的根本措施。免疫程序是指儿童应该接种的疫苗的先后次序、时间间隔、加强免疫以及其他要求,以达到合理使用疫苗的目的。

表 8-1 计划免疫接种程序表

年龄	疫苗名称							
	卡介苗 (BCG)	脊灰减毒活疫苗 (OPV)	百白破疫苗 (DTaP)	麻风疫苗 (MR)	乙肝疫苗 (HepB)	A群流脑多糖疫苗 (MPSV-A)	A群C群流脑多糖疫苗 (MPSV-AC)	乙脑减毒活疫苗 (JE-L)
出生时	初免				初免第1针			
1足月					初免第2针			
2足月		初免第1次(脊灰灭活疫苗,IPV)						
3足月		初免第2次	初免第1针					
4足月		初免第3次	初免第2针					
5足月			初免第3针					
6足月					初免第3针	6月~18月龄完成2针次(间隔3个月)		
8足月				初免				初免
1岁								
1.5~2岁			加强	加强(麻腮风疫苗,MMR)				
2岁								加强
3岁							初免	
4岁		加强						
6岁			加强(白破疫苗,DT)				加强	

(4)婴幼儿早期教育

①胎教的本质。胎教是指根据胎儿各感觉器官发育成长的实际情况,有针对性地、积极主动地给予适当合理的信息刺激,使胎儿建立起条件反射,进而促进其大脑机能、躯体运动机能、感觉机能及神经系统机能的成熟。"胎教"一词源于我国古代,最早出现在汉朝,那时胎教的基本

含义是孕妇必须遵守道德和行为规范。古人认为,胎儿在母体中容易被孕妇情绪、言行同化,所以孕妇必须谨守礼仪,给胎儿良好的影响。

可以确定的是,孕期母亲保持良好的心态对胎儿的发育是至关重要的,因此胎教的本质在于孕妇保持良好的情绪。目前的胎教活动大多都是围绕改善孕妇的情绪而开展的。但胎教活动对胎儿发育的影响可能更多是间接的,其直接影响还有待进一步探究。

②儿童早期教育。儿童早期教育面向所有儿童,一般是指针对0～6岁,特别是3岁以前儿童,根据儿童体格发育规律以及神经心理发育的特点,利用外界丰富的环境和某些教育训练,有组织、有目的、有计划、系统地对儿童各种器官(特别是各种感觉器官和大脑)进行刺激和训练,从而让每个儿童都能发挥其潜能,成为健康、快乐、自信的人。早期教育的目的是帮助个体健康地发展,通过教育使个体各种感觉器官系统尽可能发挥其功能,促进儿童各种能力的发展(这是教育的生物学的目的),而不是让儿童掌握某种技能,如计算能力、绘画能力、舞蹈能力等(这是教育的社会学的目的)。因此,在儿童早期,家长应根据儿童的兴趣爱好特点有针对性地开展早教,切不可过多。

(5)婴幼儿常见疾病

①小儿佝偻病的识别与预防。佝偻病,即维生素D缺乏性佝偻病,俗称"缺钙",主要是由于日光照射不足、维生素D摄入不足,以及需要量增加所引起的体内钙、磷代谢紊乱,导致骨骼钙化不良的一种慢性营养缺乏病,婴幼儿比较常见。

该病初期没有明显的骨骼改变,可通过以下几种表现进行识别:孩子夜间睡觉时多汗,特别是熟睡以后多汗;孩子晚上睡觉时突然间惊醒、哭闹甚至尖叫;由于头部多汗致使孩子经常摇头擦枕,时间长了后脑勺会出现一圈光秃秃不长头发的地方。如不及时治疗就会进一步发展,表现出明显的骨骼改变。如孩子前额的额骨及顶骨两侧成对称性隆起,严重者呈鞍状、十字状颅形;超过18个月龄,孩子的囟门不闭合;手腕处和脚腕处呈钝圆形隆起;两侧第7～10肋可以摸到或看到钝圆形隆起,从上到下排列如串珠状;腿向外或向内弯曲呈O/X形。

预防佝偻病的主要方法包括:带孩子多晒太阳和进行户外活动,这是最重要、最经济、最有效的措施,比如趁中午天气暖和的时候,开窗让太阳直接照射孩子的脸、小手、小脚、屁股等;从满月开始,每天补充400～800国际单位的维生素D;哺乳期间母亲要补充适量的钙剂、鱼肝油,并且多晒太阳;6～12个月的孩子每天补100毫克钙剂,12～24个月的孩子每天补充150～200毫克钙剂,2岁以后的孩子每天补充250毫克钙剂。注意钙剂不能补多了,过量容易导致囟门提前闭合。

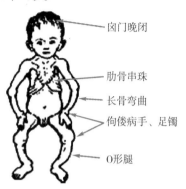

图8-3 小儿佝偻病的体征

②小儿缺铁性贫血的预防。缺铁性贫血又叫"营养性贫血",是由于体内铁缺乏致使血红蛋白合成减少而引起的。当婴幼儿的血红蛋白低于110克/升时,就可诊断为缺铁性贫血。引起缺铁性贫血的原因主要为:生长发育速度快,而铁摄入不足;铁丢失过多;铁吸收障碍。食物搭配不合理可以影响铁的吸收,慢性腹泻会增加铁的排泄。抑制铁吸收的因素包括茶、咖啡、高纤维食物等。

年龄较大的儿童贫血可出现厌食、异食癖(喜欢吃泥土、墙壁灰等)、烦躁不安、多动、注意力不集中、反应迟钝、记忆差等表现。相比之下,婴幼儿贫血不太容易引起家长的注意,特别需要家长细心观察。贫血患儿的皮肤黏膜苍白,以口唇、指甲床、手掌及口腔黏膜最明显。可将孩子的手掌与自己的对比,如果孩子手掌苍白,表明可能患有贫血,需要进一步检查。

当孩子的血红蛋白在100～110克/升时,可以通过饮食治疗,即平时多吃些含铁丰富而且铁吸收率高的食物,如动物肝、瘦猪肉、大豆及大豆制品等。富含维生素C的食物可以促进食物中铁的吸收,比如西红柿、绿花菜、石榴、芒果、菠萝、木瓜、柑橘类水果等。当血红蛋白在100克/升以下时,则需要去医院寻求治疗。血红蛋白达到正常值后仍需继续服用铁剂4~6周,使铁在体内储存一部分,以防止再度发生贫血。

8.2 儿童青少年保健

(1) 儿童青少年近视的预防

儿童青少年近视的发生、发展是遗传和环境因素综合作用的结果。近视源性环境是近视眼预防中重要的可控性因素。近视源性环境因素主要包括视近工作时间和强度、视近工作姿势、视近工作环境等,如用眼时间过长、近距离看电视、长时间使用电脑、光线过暗、坐姿不正等。研究表明,睡眠时间短、视近工作时间长、躺着看书、户外运动少是近视的风险因素。因此,对以上近视源性环境的改善是预防儿童青少年近视的基本举措,也是可行的有效举措。

(2)儿童青少年肥胖的预防控制

肥胖是在遗传和诸多环境因素作用下,能量摄入超过能量消耗,导致体内脂肪积聚过多从而危害健康的一种慢性代谢性疾病。单纯性肥胖占肥胖总数的95%以上。遗传是影响肥胖发生、发展的重要因素(肥胖儿童常有家族史),但不是决定因素。

环境因素是肥胖发生不可忽视的原因:
①能量摄取过多、消耗减少,导致剩余热能以中性脂肪形式蓄积。
②不良的饮食行为方式,如暴饮暴食、喜食油炸食品等。
③不良运动行为,尤其是缺少体育锻炼。
④不良生活习惯,如看电视时间过长、长时间静坐等。
⑤心理与情绪因素、病后康复过程中热量摄入过多等,也对肥胖的发生、发展起推波助澜的作用。

因此,调整饮食结构、建立良好的生活方式、积极进行体育锻炼、培养良好的情绪状态对预防儿童肥胖至关重要。

另外,儿童青少年的肥胖应从生命早期开始预防:

①怀孕期对胎儿脂肪细胞增殖的影响最大,孕后期应加强饮食和体重控制,做到平衡膳食,防止孕妇体重增长过快。

②鼓励母乳喂养,不过早、过量添加淀粉类辅食,防止热量过剩引起脂肪细胞增殖、肥大。

③7～10岁和青春期是肥胖发生的高危阶段,应提供合理膳食指导,监控热量的供给—消耗平衡。发现体重超过正常增长速率、食欲旺盛,特别是父母也肥胖的儿童,应及早采取措施。

(3)青少年网络成瘾

网络成瘾,也称"网络过度使用"或"病理性网络使用",是指由于过度使用网络而导致明显的社会、心理、生理损害的一种现象。主要表现为:无节制地花费大量时间上网;必须增加上网时间才能获得满足感;不能上网时会出现异常情绪;学业失败、工作绩效变差或现实人际关系恶化;向他人说谎以隐瞒自己对网络的迷恋程度;症状反复发作等。网络成瘾与青少年的猎奇心理有关,也与家庭缺少情感关怀和沟通、学校课外活动等缺失、有关部门和机构持续性的监管力度不够等有关。青少年网络成瘾的预防控制是个系统工程,需要家庭、学校以及整个社会的共同参与。

不良成长环境对儿童青少年的影响大

"粗鲁"行为对儿童产生的不利影响

儿童在童年时期遭受父母或其他人的粗鲁行为(如打、骂、侮辱、性侵犯等)会对其儿童期及成年后的身心产生深远的负面影响。此类行为严重者可使儿童躯体受到伤害甚至致残、致死,轻者会引发儿童各种心理问题和身体疾病。此外,童年期受到粗鲁行为对待的儿童成年后易出现身体和心理问题,如缺血性心脏病、癌症、中风、慢性支气管炎、肺气肿、糖尿病、骨折和肝炎,以及抑郁、焦虑、创伤后应激障碍、饮食障碍、反社会性行为和人格障碍等,将来也可能会对自己的后代和自己的父母施加粗鲁行为。

> **儿童青少年更需父母的"钱"还是"情"**
>
> 父母或其他监护人故意或无意地不提供有利于儿童青少年健康发育所必要的言语和行为活动,最常见的是没有给儿童青少年应有的爱,忽略对儿童青少年心理、精神、感情的关心和交流,缺少对儿童青少年情感需求的满足,此类行为称为"情感忽视"。情感忽视对儿童的不良影响绝不亚于各种粗鲁行为。单纯受到忽视的儿童,比仅受到粗鲁行为或同时受到忽视和粗鲁行为的儿童更易发生心理、行为或情感的异常问题。这是因为在儿童发育的关键时期,粗鲁行为虽然残酷,却仍存在"交流",而情感忽视则完全剥夺了儿童身体、情感方面的交流,使之处于被冷落、孤寂、无助之中。当前我国留守儿童的父母多数只能给孩子提供基本的物质生活需求,提供"金钱",而与孩子之间缺乏情感交流与沟通,导致留守儿童常常因缺乏心理慰藉而产生较强的孤独感,对其身心发展产生深远的、难以弥补的不良影响。因此,从某种意义上说,现在的儿童青少年更加需要的是父母给予的"情",而并非"钱"。

8.3 青春期保健

(1)如何看待早恋

早恋,也称"青春期恋爱",是指未成年男女建立恋爱关系或对异性感兴趣、痴情或暗恋。

对于学生而言,第一是要明白对异性有好感是没有错的,学生们不要对自己的自然情感有犯罪感;第二是不要轻易随便地表达情感,应珍爱自己,让自己的情感在最合适的时候赢得真正属于它的精彩;第三是不要做违反中学生行为规范的事情。

对于家长而言,首先,一定要牢记3个原则:一是要理解并尊重孩子的情感变化,不要给孩子扣上各种消极的帽子;二是要积极陪伴孩子,给孩子必要的人生指导,而不是棍棒、打骂和威胁;三是要做孩子永远的最坚强的后盾,帮助孩子协调处理好青春期的种种困难和烦恼。其次,家长们还应当做到"三不要":不要把孩子对异性有好感当成洪水猛兽;不要把早恋等同于道德败坏;不要忘记自己也曾经有过青春萌动的时光。早恋大多是因为父母给孩子的爱太少了,父母的温情与亲情是"治疗"早恋的最佳良药。

对于老师而言,首先,要遵循以下3个原则:第一是要为学生保守秘密;第二是为孩子提供可靠的情感支持;第三是开展有意义的相关活动,引导学生理智认识和处理情感问题。其次,老师们应当遵守"三不要"原则:第一是不要过度营造早恋可怕的神秘紧张氛围;第二是不要到处传播学生的私人信息;第三是不要诋毁学生的个人情感。

(2)青春期性教育

青春期性教育内容主要包括:
①生殖器官的解剖生理学知识。
②青春期发育知识(包括性器官、性征、性功能及性心理发育)。
③有关生命的形成和发育的过程。
④青春期与性有关的健康问题,如月经失调、手淫等。
⑤性道德教育,培养自强、自立、健全的性心理和独立人格,认识性行为及其规范,不追求虚荣,不贪图享乐,发展友谊,尊重人格,珍惜情感,抵制淫秽物品和色情读物,加强自我保护意识和能力。

(3)少女痛经

少女在月经前或月经期间,或多或少地会感到腰酸、下腹坠胀、乳房发胀、精神倦怠、情绪不稳等不适,有的甚至出现轻度浮肿和痉挛性疼痛,只要不影响正常的生活、工作和学习,一般都视为正常的生理现象。

但如果在月经前或月经期间下腹部阵发性疼痛难以忍受,并影响到正常的生活、学习和工作,则临床上称为"痛经"。对待少女痛经,首先要加强少女对月经生理与卫生知识的了解,纠正思想上不正确的认识,消除焦虑、紧张、恐惧心理。其次要注意经期卫生,鼓励痛经少女继续上学及进行适度的活动,分散对痛经的注意力。平时适当加强营养,注意劳逸结合,保证充足睡眠,多进行体育锻炼,以增强体质。大多数痛经可以不治而愈。对少数痛经严重或精神过度紧张的少女,可在医生指导下用药物治疗。

(4)青少年手淫

手淫是指通过抚弄、刺激生殖器获得性快感,满足性冲动的行为。手淫在青少年中十分常见,它本是人类性心理发育中的一种表现,不属病态。手淫的危害不在于它的本身,而是这种行为形成习惯后所造成的心理创伤和消极体验,包括严重的自责、懊悔等不良心理,有的甚至出现神经衰弱、焦虑、恐惧等。

对于手淫行为,教育青少年要正确认识,并养成好的行为习惯。首先,从小养成良好的生活习惯,如不鼓励孩子玩弄自己的生殖器、保持生殖器的清洁干净、勤换内裤、作息有规律、醒后不赖床等。其次,进行青春期性教育,让其了解到青春期的性冲动和对性快感的追求是正常的生理需求。再次,不要把注意力集中在手淫这件事上,不要想着去压制它、消除它,而应采用积极的方式加以调节,将注意力转移到学习、锻炼等活动中去,使自己从过分焦虑的情绪中解脱出来。

(5)青春痘

青春痘是由于青春期性腺、肾上腺功能活跃,雄性激素分泌较多而引起的一种慢性毛囊皮脂腺炎。男生多于女生,以颜面部多见,其次是胸部及肩部。青春痘一般无需特殊治疗,对面容没有严重损害。到青春发育后期,随着内分泌逐渐达到平衡,雄性激素水平稳定,青春痘也将消失。

防治青春痘应从以下几方面进行:

①保持皮肤清洁。常用温水洗脸、洗头;不用刺激性肥皂和含油脂的洗面奶,可选用硫黄香皂或中性洁面乳;尽量不用化妆品。

②合理饮食。少吃脂类和辛辣刺激性食物,多吃蔬菜和水果,保持大便通畅。

③不用手挤压,以免因挤压造成深层炎症或感染,引起化脓、破溃,形成疤痕和色素沉着等。

④保持精神愉快,生活有规律,注意劳逸结合,睡眠充足,尤其注意不熬夜。

⑤养成每天运动的习惯,适度运动可促进新陈代谢,对促进内分泌平衡、保持皮肤健康都有良好效果。

⑥适当使用护肤品,疏通毛囊口,根据个人的肤质选用磨砂膏,每周使用 1~2 次以清除角质层和毛孔内污垢。

⑦合理用药。维甲酸、维胺酯及维生素 A 等能软化角质,有助于减轻症状,严重者应在皮肤科医生的指导下治疗。

8.4 妇女保健

(1)围婚期保健

围婚期是指从确定婚配对象到婚后受孕为止的一段时期,包括婚前、新婚和孕前 3 个阶段。围婚期保健主要包括以下方面。

①婚前医学检查。简称"婚检",是对准备结婚的男女双方可能患影响结婚和生育的疾病进行医学检查,保证男女双方健康婚配。婚检对于男女双方、家庭乃至整个社会来说都有着重大的意义。

婚检有利于婚配双方和后代的健康。通过婚前医学检查,可以发现一些疾病或异常情况,特别是一些影响结婚和生育的生殖器疾病、传染婚检还有利于促进夫妻生活的美满。通过婚前健康教育,可使夫妻双方对两性知识有一定程度的了解,做好婚前生理和心理上的准备,争取顺利、幸福地度过蜜月期,为建立和谐的性生活奠定基础。

婚检有利于有效地掌握受孕时机和选择适当的避孕方法。在围婚期健康教育中,咨询医师可以根据双方的健康状况和生理条件以及准备受孕的时间,为其设计受孕和避孕的方案,增加计划受孕的成功率,减少计划外妊娠的发生率。

因此,年轻人不论婚前是否同居,都应进行婚检。检查出来的疾病中,有些疾病并不会影响双方结婚,如男性包皮过长、女性盆腔炎等疾病。及早诊治这些疾病,对自身健康和将来优生优育都是很有必要的。

②怀孕的黄金年龄。25~30岁是怀孕的黄金年龄。虽然理论上说女性只要排卵就有怀孕的能力,但年龄越小,卵子的质量可能相对越高。卵子自女性出生后便存在于体内,此后随着青春期的发育逐渐发育成熟。卵子在体内存在的时间越长,受到外界不良环境影响的风险就越大,也就意味着质量可能越差;另外,有充分的证据表明,年龄超过35岁的孕妇流产、胎儿畸形、难产的风险会显著增加。所以受孕年龄不宜过晚。但是,如果女性生殖系统和心理发育尚未成熟,则不利于抚养下一代,所以受孕年龄也不宜过早。25~30岁时体力充沛,精力旺盛,身心发育成熟,卵子质量也高,所以较为适宜怀孕。

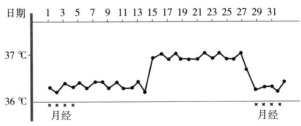

图8-4 月经周期的基础体温变化

③如何确定排卵期。最简单的一种方法为"基础体温测量法"。女性基础体温在月经周期中呈周期性变化,一般在36.2~36.5 ℃,排卵时

更低,排卵后基础体温有所上升,上升0.3~0.5 ℃,并持续到下次月经来潮前。一般认为在体温上升前的最低点是排卵日。在体温处于升高水平的最初3天内为容易受孕的阶段,从第4天起到下次月经来潮前均为不易受孕的阶段。

还有一种方法为"宫颈黏液观察法"。女性宫颈黏液的性状受体内雌激素和孕激素水平的影响,月经前后体内的雌激素水平较低,黏液常量少而稠厚,甚至没有黏液,所以阴部感到干燥;月经中期,体内的雌激素水平逐渐上升,宫颈黏液逐渐增多,并越来越稀薄,接近排卵期,黏液会变得清澈透亮,状似蛋清,富有弹性,拉丝度最高,阴部湿润感也最明显。这种黏液出现的最后1天称为"高峰日",高峰日前后48小时内发生排卵。因此出现阴部湿润感的阶段为易受孕的阶段,选择在高峰日前的湿润期和高峰日后3天内进行性生活,有利于成功受孕。

 (2)围生期保健

围生期是指产前、产时和产后的一段特定时期。围生期保健主要包括以下几个方面。

①出生缺陷危险因素的预防控制。出生缺陷也称"先天异常"和"先天畸形",包含两个方面。一是指婴儿出生前,在孕妇体内发育紊乱引起的形态、结构、功能、代谢、精神、行为等方面的异常。形态结构异常表现为先天畸形,如无脑儿、脊柱裂、兔唇、四肢异常等;生理功能和代谢缺陷常常导致先天性智力低下,以及聋哑、失明等异常。二是指婴儿出生后表现为肉眼可看见,或者辅助技术诊断出的器质性、功能性的异常,如先天性心脏病、白血病、青光眼等,但不包括出生时损伤造成的异常。

以下人群容易存在出生缺陷,应该高度关注:准妈妈年龄在35岁以上者;孕早期受过病毒感染,特别是风疹病毒感染者;孕早期部分微量元素缺乏,特别是碘与叶酸缺乏者;孕早期接触过X线或苯、铅、汞等有害物质者;孕早期用药未经医生指导者。

预防出生缺陷的措施主要有:掌握一定的预防出生缺陷的知识;禁

止近亲婚配；怀孕前到计生服务站、医院等卫生机构做孕前咨询和检查；怀孕前3个月开始补充包括叶酸在内的多种维生素；加强产前筛查；加强产前诊断；加强新生儿筛查；提倡六优，即优恋、优婚、优孕、优产、优育、优教。

②准备怀孕的妇女要增补叶酸。孕妇对叶酸的需求量比正常人高4倍。怀孕早期是胎儿器官系统分化、胎盘形成的关键时期，细胞生长、分裂十分旺盛。此时孕妇叶酸缺乏可导致胎儿畸形，最常见的为神经管畸形，如无脑儿、脊柱裂等，另外还可能引起早期的自然流产。到了怀孕中、晚期，除了胎儿生长发育外，母体的血容量和乳房、胎盘的发育使得叶酸的需要量大增。叶酸不足，孕妇易发生胎盘早剥、妊娠高血压综合征和巨幼红细胞性贫血；易导致胎儿宫内发育迟缓、早产和低出生体重，而且这样的胎儿出生后的生长发育和智力发育都会受到影响。因此，准备怀孕的妇女，应在怀孕前就开始每天服用400微克的叶酸。

③孕期常规体检日程安排。妇女在发现怀孕后应尽快去就诊，进行第一次产前检查，了解怀孕的状况以及自己本次怀孕的风险，咨询怀孕期间应该注意的事项。怀孕早期是胎儿宫内器官组织分化的高峰时期，尽早进行第一次产前检查，可以在医生的指导下尽量避免不利于胎儿生长发育的危险因素。

怀孕中期(13~27周)，正常孕妇每4周产前检查1次，分别在第16周、20周、24周。高危孕妇应根据病情增加检查次数，一般1~2周检查1次，在规定时间内未复诊者应进行追踪，以免病情发展而发生危险。

怀孕晚期(满28周以后)，正常孕妇在28~36周内，每2周产前检查1次，分别在第28周、30周、32周、34周、36周；妊娠36周以后，每周检查1次。高危孕妇应根据病情增加产检次数，必要时住院治疗。

④不同体型的孕妇孕期体重变化。孕妇体重与怀孕前相比大约会增加11千克，但不同体型的孕妇孕期增重存在明显的差异。孕期体重增加过度会使孕妇和胎儿的健康面临风险，如妊娠高血压、先兆子痫、妊娠糖尿病、肾盂肾炎、血栓症、过期妊娠及胎儿过大和难产等，甚至产下先

天性异常儿;同时剖宫产的比例也会相对增高,手术及麻醉的困难度、麻醉后的并发症及手术后的伤口复原等都是问题,尤其是高血压者在生产前后可引起心脏衰竭,甚至威胁产妇生命。因此,孕妇应该将孕期体重增加控制在合适的范围内。不同体型孕妇孕期体重管理见表8-2。

表8-2 不同体型孕妇孕期体重增加参考值表

妊娠前BMI	18.5以下	18.5~22.9	23以上
类型	偏瘦型	标准型	偏胖型
孕期增加目标	12~15千克	10~14千克	7~10千克
如何管理体重	在孕期体重很可能无法按照既定目标增长,所以要特别注重饮食的均衡,防止营养不良	只要注意不要让体重急剧增长,做一些适度的运动,体重管理难度不大	一定要严格控制体重,摒弃"一人吃两人补"的陈旧观念,防止妊娠并发症

注:BMI为体质指数,计算公式为BMI=体重(千克)/身高^2(米)。

⑤正确认识剖宫产。当前剖宫产现象较为流行,有些地方剖宫产率超过80%,其中90%以上的剖宫产都是孕产妇自己要求的,而不是有医学指征需要进行剖宫产的。那么,剖宫产对产妇和宝宝有什么影响呢?首先必须明白自然分娩是正常的自然过程,应为首选。剖宫产的不良影响目前尚无定论,但可以明确的是:剖宫产不利于产后恢复,且剖宫产的产妇更容易发生盆腔粘连;剖宫产的宝宝更容易患呼吸系统疾病,平衡能力、运动能力也比自然分娩的宝宝差一些。

(3)生育调节期保健

①避孕方式的选择。避孕方式的选择应从可靠性、安全性、舒适性等多方面综合考虑。目前广泛应用的避孕方法主要有屏障避孕法、药物避孕法、宫内节育器和绝育手术、自然避孕法。

屏障避孕法包括安全套和阴道隔膜(女用避孕套)。安全套因使用方便、副作用小,对避孕和预防性病有双重效果,成为最常用的避孕方式。性伴侣不稳定、容易发生高危性行为的女性,应首选避孕套。但避孕套的避孕效果并不是最可靠的。数据显示,使用避孕套,一年内意外怀孕的比例为3%～20%。

常用的避孕药物主要是短效口服避孕药和紧急避孕药两大类。目前使用最广泛的是短效口服避孕药,欧美发达国家的使用率最高达50%。短效口服避孕药主要通过雌激素和孕激素的共同作用,实现避孕效果。只要正确按时服用,避孕率就能接近100%,是目前可靠性最高的避孕手段之一,适用于绝大多数拥有稳定性伴侣的适龄女性。

宫内节育器安全性高,一年内意外怀孕率仅为0.6%～0.8%。缺点是可能造成经血增加或月经不规律、腰疼等,不适宜未生育的年轻女性。

绝育手术是一种永久性避孕措施,一次手术可以终身避孕,仅适用于不再生育或因病不能生育的女性。

自然避孕法包括中断性交(体外射精)和安全期避孕。中断性交虽然简便,但难以把握,可靠性低,且对男性健康不利。避开女性排卵期的安全期避孕是最不安全的避孕方法,因为女性排卵的时间会受外界环境、气候、情绪及健康状况等影响,安全期往往无法准确推算。

②两癌筛查与双丝带行动。两癌是指宫颈癌和乳腺癌。两癌筛查是指通过先进的检查手段,尽早地发现患有乳腺癌和宫颈癌的患者,做到早诊断、早发现、早预防、早治疗。"双丝带行动"是关注女性乳腺健康和宫颈健康的大型公益行动,其中"粉红丝带"代表全球乳腺癌防治行动,"湛蓝丝带"代表全国妇联倡导的宫颈癌防治行动。

(4)更年期保健

更年期是指妇女从生育期向老年期过渡的一段时期,是卵巢功能逐渐衰退的时期,始于40岁,历时10～20年,绝经是其重要标志。在此期间,因性激素分泌量减少,出现以自主神经功能失调为主的症候群,称为"更年期综合征"。更年期综合征主要表现为:月经紊乱、周期延长、经量逐渐减少,或周期缩短、经量增多,或周期、经期、经量都不规则,或骤然停经;阵发性潮热、出汗,伴头痛、头晕、心悸、胸闷、恶心等;出现思想不集中、易激动、失眠、多虑、抑郁等精神神经症状;生殖器官不同程度萎缩;乳房下垂、萎缩;尿频、尿失禁;骨质疏松,腰背痛等。

更年期妇女应保持心情舒畅,注意生活调理,劳逸结合,饮食有节;积极参加适当的体育锻炼,增强体质,增强抗病能力;维持适度的性生活,有利于心理、生理健康。此外,家人对更年期女性应加强沟通,给予理解和疏导。

对于更年期综合征一般症状,只需对患者解释、安慰,消除其顾虑,同时积极安排好工作和生活。饮食要注意营养平衡,适当增加蛋白质摄入,减少脂肪和糖类摄入。若出现明显症状,如头痛、失眠等精神症状,可给予镇静剂,如安定、谷维素等;血压增高可给予降压药。严重者需积极就医。

8.5 计划生育

(1)我国实行计划生育政策的原因

我国是资源贫国和人口大国,近40多年来,由于计划生育累计少生4亿多人,大大减轻了人口过快增长对资源环境带来的压力。

我国人口出生率由1970年的33.4‰下降到2012年的12.1‰,人口自然增长率也由25.8‰下降到4.95‰,是世界平均水平的一半。如果当初不实行计划生育政策,现在我国人口恐怕有17亿至18亿。

我国人口对资源环境的压力长期存在。本着立足当前、着眼长远、慎重稳妥、统筹协调的原则,国家卫健委将会进一步研究提出完善生育政策的思路和方案。

(2)我国计划生育政策的演变历史

计划生育是一项基本国策,即有计划的生育。计划生育这一基本国策自制订以来,对中国的人口问题和发展问题的积极作用不可忽视:有效控制了我国人口的快速增长;缓解了人口对社会生产和生活领域的沉重压力,促进国民经济得以快速发展;促进生育率的下降;对保护资源和改善环境具有明显促进作用；有助于男女平等基本国策的实现。但到21世纪初,为促进人口均衡发展,中国的计划生育政策又作出了一些新的调整。

①1971年7月,国务院批转《关于做好计划生育工作的报告》,要求加强对计划生育工作的领导,把控制人口增长的指标首次纳入国民经济发展计划。1973年7月16日,国务院成立计划生育领导小组,在计划生育宣传教育上提出"晚、稀、少"的口号。

②1980年9月,中共中央发表《关于控制我国人口增长问题致全体共产党员、共青团员的公开信》,为争取在20世纪末把我国人口总数控制在12亿以内,国务院已经向全国人民发出号召,提倡"一对夫妇只生育一个孩子"。

③1982年9月,党的十二大把"计划生育"确定为基本国策,1982年12月写入《中华人民共和国宪法》。

④1991年5月,中共中央、国务院作出《关于加强计划生育工作严格控制人口增长的决定》,明确贯彻现行生育政策,严格控制人口增长,提出"争取今后10年平均年人口自然增长率控制在12.5‰以内"。

⑤2001年12月29日,《中华人民共和国人口与计划生育法》通过中华人民共和国第九届全国人民代表大会常务委员会第二十五次会议审议,自2002年9月1日起施行。

⑥2013年11月,《中共中央关于全面深化改革若干重大问题的决定》提出"启动实施一方是独生子女的夫妇可生育两个孩子的政策"。

⑦2013年12月,中共中央、国务院印发《关于调整完善生育政策的意见》,正式启动实施一方是独生子女的夫妇可生育两个孩子的政策。

⑧2015年10月,中共十八届中央委员会第五次全体会议公报指出:促进人口均衡发展,坚持计划生育的基本国策,完善人口发展战略,全面实施一对夫妻可生育两个孩子政策,积极开展应对人口老龄化行动。2015年12月27日,全国人大常委会表决通过了《人口与计划生育法修正案》,2016年1月1日起正式实施全面二孩政策。

(3)全面二孩政策的实施效果

2016年1月1日起,我国正式实施全面二孩政策。国家统计局数据显示,中国2017年出生人口1723万人,比2016年小幅减少,但明显高于"十二五"时期年均出生1644万人的水平,是2000年以来历史第二高值。2017年总体出生人口比2016年有所减少,主要原因是一孩出生数量下降较多,一孩出生人数从2016年的973万下降到2017年的724万。但2017年二孩数量上升至883万人,比2016年增加162万人,二孩占全部出生人口的比重达51.2%,比2016年提高了11个百分点。

第9章 老年人保健

9.1 机体衰老与老年的概念

衰老是所有生物的一个基本自然规律,是机体在内外因素的作用下,全身各个细胞、组织和器官的功能不可逆地、全面地、逐渐地丧失的过程或现象。也就是说,体内部分细胞的衰老并不等于机体的衰老。机体进入衰老期时全身各脏器、组织和细胞普遍存在衰老改变,但衰老程度不一致,也无恒定不变的衰老顺序。影响衰老开始与发展的决定性因素是内因,外因对机体衰老的影响必须通过内因起作用。虽然一般衰老过程发生隐蔽,发展缓慢,并且是不可逆的进行性改变,但是可以通过改变内、外因素推迟衰老的发生,延缓衰老的发展。

"老年"是人类生命过程中细胞、组织与器官不断趋于衰老,生理功能日趋衰退的一个阶段。在日常生活中,我们可以看到每个人开始衰老的年龄和衰老的速度都是不一样的,有时差异还很大。所以,很难绝对地说某个人从何时起算进入老年期、成为老年人了。

9.2 老年人与健康老年人

(1) 老年人

发达国家一般以65岁以上为老年人,而发展中国家则以60岁以上为老年人。

我国现阶段以年满60岁为划分老年人的通用标准,具体分为4个年龄层次:45～59岁为老年前期,称"中老年人";60～89岁为老年期,称"老年人";90岁以上为长寿期,称"长寿老人";100岁以上也为长寿期,称"百岁老人"。

(2)健康老年人

健康老年人是指主要脏器没有器质性病变的老年人。

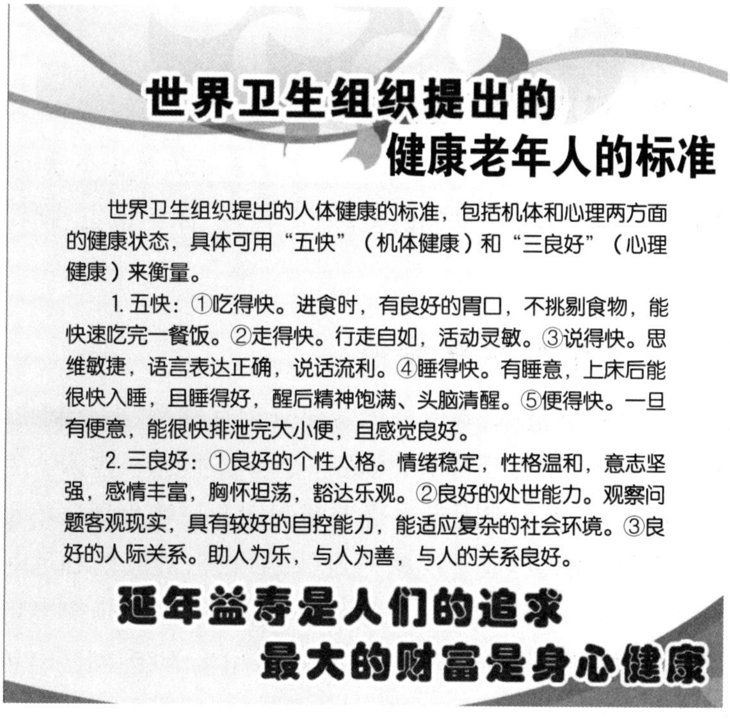

世界卫生组织提出的健康老年人的标准

世界卫生组织提出的人体健康的标准,包括机体和心理两方面的健康状态,具体可用"五快"(机体健康)和"三良好"(心理健康)来衡量。

1. 五快:①吃得快。进食时,有良好的胃口,不挑剔食物,能快速吃完一餐饭。②走得快。行走自如,活动灵敏。③说得快。思维敏捷,语言表达正确,说话流利。④睡得快。有睡意,上床后能很快入睡,且睡得好,醒后精神饱满、头脑清醒。⑤便得快。一旦有便意,能很快排泄完大小便,且感觉良好。

2. 三良好:①良好的个性人格。情绪稳定,性格温和,意志坚强,感情丰富,胸怀坦荡,豁达乐观。②良好的处世能力。观察问题客观现实,具有较好的自控能力,能适应复杂的社会环境。③良好的人际关系。助人为乐,与人为善,与人的关系良好。

延年益寿是人们的追求 最大的财富是身心健康

图9-1 健康老年人标准

我国于1995年提出的健康老年人建议标准包括:

①躯干无明显畸形,无明显驼背等不良体型,骨关节活动基本正常。

②神经系统检查基本正常,无偏瘫、老年性痴呆及其他神经系统疾病,神经系统检查基本正常。

③心脏基本正常,无高血压、冠心病及其他器质性心脏病。

④无慢性肺部疾病,无明显肺功能不全。

⑤无肝肾疾病、内分泌代谢疾病、恶性肿瘤及影响生活功能的严重器质性疾病。

⑥有一定的视听功能。

⑦无精神障碍,性格健全,情绪稳定。

⑧能恰当地对待家庭和社会人际关系。

⑨能适应环境,具有一定的社会交往能力。

⑩具有一定的学习、记忆能力。

(3)老年人健康管理

国家基本公共卫生服务项目将65岁以上老年人纳入免费的"老年人健康管理服务",提供生活方式和健康状况评估、体格检查、辅助检查和健康指导服务。

9.3 老年人心理保健

人体是一个有机整体,不但身体各部分相互联系、相互制约,而且生理与心理也相互制约、相互协调,构成一个有机的统一整体。生理的健康状况会影响心理,而心理因素也毫无疑问地要影响生理。不良的心理因素给予生理的影响,不亚于疾病对身体的危害,健康的心理对身体健康的维护胜过良药。因此,为使老年人身体健康,需要研究老年人的心理,从科学角度合理安排老年人的工作、学习和生活,为制订老年人综合保健措施提供理论依据。

(1)老年人心理特点

进入老年后,随着机体各器官、各系统的逐渐老化,随着社会地位和生活环境的改变,人的心理可出现一系列不同于青壮年时期的特点,主要表现在以下几个方面:

①感、知觉。由于感觉器官逐渐老化,老年人的感、知觉会逐渐衰

退,如味觉减退、视物模糊、重听等。但衰退程度因人而异,这种变化也不影响绝大多数老年人的正常生活,采取积极的训练措施可以延缓这种衰退。

②注意和记忆特点。老年人注意力难以长时间集中,注意力转移较迟缓,注意力分配逐渐失灵,常出现顾此失彼、手足无措等。例如,交通拥挤时,老年人过马路往往很困难,容易发生事故。随着脑组织的老化,老年人的记忆能力也随之减退。记忆力减退主要表现在两个方面:远期记忆保存效果好,近期记忆效果较差;机械记忆力明显下降,如不易记住无意义的人名、地名、日期、电话号码等。但由于老年人知识、经验丰富,理解力强,因而意义记忆并未下降多少。因此,老年人仍具有较好的学习能力,只要经常学习,科学用脑,就会延缓记忆的衰退。

③思维与想象特点。老年人思维的特点之一是因阅历深、经验多,思维的广泛性和深刻性都较好,但思维的敏捷性和灵活性较差。另外,老年人可因既往的经验而形成某种思维定势,心理活动表现为难以接受新事物、建立新习惯,思想僵化、保守,思维黏滞,固执己见。

④老年人的情感。情绪和情感是与人的需要是否得到满足相联系的感受和体验。人的需要很复杂,从需要的来源看,有生理性的需要和社会性的需要;从需要的对象看,有物质的需要和精神的需要。老年人在关切自身健康状况方面的情绪活动强于中青年人。如果需要得到满足,多数老年人的情绪是积极乐观的;但老年人一旦脱离社会工作,对社会发展的现状日渐生疏,发表的见解不被人重视,以及遭遇经济情况、家庭变化等,就会产生消极情绪,如不安、焦虑、怨恨、悲哀、恼怒等。

⑤老年人的性格。一个人的性格是在生理基础上,受到家庭、学校和社会环境的长期影响,逐渐形成的对自己、他人、周围事物和整个生活环境所持有的态度和行为方式,是相当稳定的心理特征。一个人进入老年后,若无特殊原因,其性格类型基本上和中青年时期保持一致。有些老年人的顽固、保守、孤僻、畏缩等性格并非是增龄造成的必然的变化,而是由于老年人与青年人出生的时代、文化背景、价值观不同所致。

(2)老年人心理活动类型

①愉快积极型。这类老年人性格开朗、心情愉快、热爱生活,积极地保持以往的各种活动,做一些力所能及的事。

②直接兴趣型。这类老年人能理智地接纳和适应离退休后的社会角色转变,坦然而合理地处理生活中遇到的各种新问题,知足常乐,并能主动搞好人际关系。

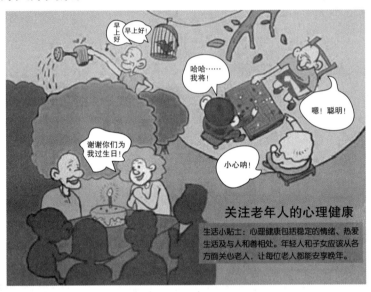

图 9-2 关注老年人的心理健康

③关心健康型。这类老年人特别关注自身的健康,唯恐年老体弱、多灾多病,部分老年人常夸大病情,另一部分是基本无病,却千方百计地找出自己的"病",产生疑病感。

④解脱型。这类老年人性格较内向,进入老年期后活动水平降低,社交活动减少,能平静地应付生活中各种问题,不轻易开口求人,往往有抑郁心理。

⑤追求支持型。这类老年人依赖性强,需要别人在情感上支持、在生活上帮助,争取别人的同情,借以获得情感上的满足。一旦达不到目

的,往往出现沮丧情绪。

⑥坚持工作型。这类老年人通常是青壮年时期胸怀大志者,壮志未酬心不甘。他们事必躬亲,用忙碌的行为和更加努力的工作,来证明自己是还有能力的人。

⑦冷淡型。这类老年人认为生活较苦,而自己对现状又无能为力,于是只能以回忆以往愉快的经历为乐趣。他们给人的印象是冷漠无情,但其实是无可奈何的表现。

⑧自责型。这类老年人回顾自己的一生后,发现一系列目标未达到,把这些失败归结为自己的无能,因而常常自我谴责、自我否定。这类老年人极其自卑,常常自怨自艾,长期处于沮丧和心灰意冷之中。

⑨愤怒型。这类老年人往往多疑,把自己看作牺牲者,感到生活无乐趣,把失败归咎于客观原因,把怨恨完全发泄到别人身上。因此,他们的人际关系相当差,性格日益孤僻。

以上9种类型中愉快积极型、直接兴趣型对身心健康较为有利,而冷淡型、自责型、愤怒型则属于消极心理,比较容易产生心理衰老。因此,老年人应该努力通过自我心理调节和控制,有意识地矫正和改变自己与以上后3类老年人类似的特征。

(3)离退休引起的心理变化

老年人经过几十年的工作,形成了比较固定的心理状态。离退休后社交范围缩小,社会角色、社会地位和人际关系都发生了很大变化,他们在一个时期内较难适应。部分人会出现:精神无所寄托,坐卧不安,做事犹豫不决,常会出现因注意力不集中而做错事的现象;容易急躁和发脾气,对任何事情都不满意,每当听到别人议论工作时就感到烦躁不安,并且猜疑他人是有意刺激自己;有些平素有修养的老年人,也会一反常态,不能客观评价外界事物,甚至产生偏见;有些老年人情绪忧郁,时常深夜不寐而望天长叹,伴有失眠、多梦、心悸、阵发性全身燥热等症状。这些现象被统称为"老年人离退休综合征"。

老年人离退休综合征的发生与性别、性格有一定关系。女性适应快,极少有上述反应;事业心、好胜心强且在无心理准备情况下突然离职的男性,症状表现偏重。绝大多数老年人在1年内能自然恢复常态,个别性格急躁而又固执的老年人需持续3年以上才能逐渐适应离退休后的生活。

(4)更年期心理变化

更年期是由中年向老年过渡的生理转折阶段,在这个年龄段可出现一系列的心理改变。大多数女性更年期发生在45～55岁,男性更年期一般在50～60岁。女性更年期心理改变较为常见且明显。大多数男性能平稳地渡过更年期而不出现症状,即使少数男性出现症状,一般也要比女性表现轻微。

更年期出现的心理改变主要有:感到自己衰老而产生忧郁、消极情绪;担心自己绝经后性欲减退遭丈夫冷落;担心子女长大后离开自己而有失落感和不平衡感等。上述变化常导致性格和行为发生变化,如精神情绪不稳定(易激动、爱发脾气)、记忆力减退、思维能力和注意力下降;常感疲倦,精力不集中,或精神过敏,有恐怖感、孤独感,无端自觉委屈,心烦意乱,多疑,好斗;常表现为自私、不近人情、唠叨、抑郁、缺乏自信心、易纠缠琐事、失眠、眩晕、耳鸣、眼花、感觉迟钝等。上述现象均属于"更年期综合征"。

更年期的这些心理改变和外在表现,很少同时体现或集中体现在一个人身上,且这些心理变化和行为改变只是暂时现象,待机体内分泌系统稳定后,心理状态自然会趋于平衡。

(5)老年人心理变化与疾病的关系

身体是心理的物质基础,身体健康是心理健康的物质前提;身体影响心理,而心理反作用于身体。健康的心理,如喜悦、欢欣等积极情绪,能增强大脑及整个神经系统的功能,使身体的各个器官、系统协调一致,从而使人精力充沛、思维敏捷、动作轻松。不健康的心理,如强烈的情绪波动,长时间的紧张、忧伤、惊恐等,都会影响大脑的机能。大脑机能受到影响后就会通过神经系统和内分泌系统对全身各个系统产生影响,从而损害身体健康,产生身心疾病。老年人常见的身心疾病主要有高血压、冠心病、溃疡病、糖尿病、哮喘等。而乐观豁达、心胸开朗可增强机体的免疫功能,从而增强抗病能力。

疾病本身对老年人的心理健康亦有影响。如脑动脉硬化、严重的高血压等,轻则使老年人的记忆力和工作能力降低,重则引起智力减退甚至痴呆;长期因病卧床不起、生活不能自理的老年人,更容易产生孤独、焦虑、抑郁和消极的心理。

维护老年人的心理健康,除了需要社会各方面的密切配合、共同努力外,更重要的是老年人自己要重视以下几个方面:加强社会联系,建立良好的人际关系;选择正确的锻炼方式并持之以恒;培养广泛的兴趣,丰富生活内容;培养积极的情绪状态;保持良好的生活规律。

9.4 老年人性生活保健

(1)老年人性功能变化

男性进入老年期后发生的主要变化是性反应的强度下降和持续时间缩短,主要表现为完成阴茎勃起动作需要较长时间和较强的性刺激、阴茎勃起时坚硬度明显减低、性欲逐渐减退、不应期延长。

女性的性衰减常见于更年期之后,大多数老年女性因为雌激素不足,阴道分泌液的分泌过程变慢、分泌量减少,使阴道润滑过程所需的时间延长,性交时就会产生干涩不适感,易受损伤而疼痛。

应正确认识老年期的性行为。人到老年虽然性器官逐渐老化,性功能也有所减退,但70岁以上的老人仍有70%可以过性生活。正常的性生活既有锻炼身体的作用,又是消除紧张情绪的良方。如果老年人健康状况良好,在做一般体力劳动或运动后,心率达到130次/分时无身体不适,一般不做严格限制,只要适当控制体力消耗、防止意外即可。另外,老年人的肉体接触欲可以始终不衰,甚至有增强的趋势,老年人性兴趣的内容也更为广泛。例如,通过与配偶或异性之间的欢聚聊天或倾诉衷情等,可使精神上的情欲或情爱得到一定的满足,这种情欲和情爱的持久不衰对于保持老年人健康是非常有利的。

对患有心衰、高血压、冠心病、慢性肾衰竭、妇科疾病等疾病的老年人,性生活要由病情及患者本身的具体情况而定,既不可轻率、盲目进行,也不应顾虑重重,宜在医生指导下决定。

(2)老年人保持健康性生活的原则

①老年人必须首先革除旧观念,学习性知识,懂得健康的性生活的具体内容和意义,懂得老年伴侣之间的相爱或者因丧偶而寻求正当、满意的性生活是正常的、健康的表现。

②老年人需要保持适度的、和谐的性生活。所谓和谐的性生活不仅是指男女之间灵与肉的结合,而且包括伴侣之间要有思想的交流和感情的基础。

③有性功能障碍的患者必须在医生指导下正确使用药物,不应当乱用或滥用壮阳药物。

9.5 老年人自我保健

老年自我保健是指在不住院、不依赖医生和护士的情况下,健康老年人或患有某些疾病的老年人自己运用一些所学习和掌握的医学知识、科学的保健方法、简便易行的治疗和康复手段,依靠自己和家庭或周围的力量对身体进行自我观察、判断、治疗、护理和预防,同危害自己身心健康的不良习惯、疾病和衰老进行斗争。老年人应调整和恢复心理和机体的平衡,逐步养成良好的生活方式,建立一套适用于自己健康状况的保健方法,从而达到健身祛病、延缓衰老和延年益寿的目标。

(1)运动自我保健法

运动锻炼是老年人最为廉价和最有效的防治疾病、延缓衰老的保健手段。无论何种锻炼项目,对促进健康、防治疾病、延年益寿都颇有好处。老年人运动健身主要有3种形式:

①耐力运动项目,如散步、健身跑、游泳、自行车、网球等。

②医疗体育,如医疗体操等,是指用适当体育锻炼来治疗疾病。

③传统体育健身运动,即以肢体活动为主要形式的自我锻炼方法。

(2)自我观察保健法

自我观察保健法是指通过"看、听、嗅、摸"的方法来观察、了解自己身体的健康状况,及时发现异常或危险信号,以便早期发现疾病,及时进行治疗。自我观察保健法的主要观察内容有:

①日常起居方面。如食欲和食量变化、睡眠情况、正常活动后有无疲劳感、性生活的变化等。如果观察到异常症状,首先判断是否由目前所患疾病或所服药物的副作用引起,如无联系,则应提高警惕。

②面部。注意面部的颜色、面部或眼睑有无浮肿、眼内有无分泌物、有无耳痛、耳鸣或耳聋等。

③颈项部。经常用手摸颌下、颈部锁骨上、腋下等部位有无肿块或肿大的淋巴结,甲状腺部位有无结节。

④乳房。老年女性要注意观察乳房有无异常,如疼痛、结节等,老年男性也要注意有无男性乳房女性化。

⑤体温、脉搏、呼吸、血压。特别要注意脉搏的频率和节律的变化,并随时观察有无胸痛、气短、咳嗽、咳痰或发热等症状。

⑥腹部。注意有无腹痛、恶心、呕吐、腹泻或便秘、腹胀或腹部包块等。

⑦生殖系统。老年女性要注意绝经后有无异常的阴道出血或异常分泌物,老年男性要注意观察外生殖器有无疼痛或肿块。

⑧体重。应动态观测体重的变化,最好每 1～2 周测量 1 次。

⑨分泌物。主要观察尿、粪便、痰等分泌物的次数、数量、颜色和特殊气味等与过去相比有无异常。

(3)营养自我保健法

由于消化系统的结构和功能、体力活动等都发生了明显的改变,老年人对膳食种类和食物数量等的要求也随之发生变化。老年人应从以下几个方面做到合理膳食:

①控制总能量摄入,饮食饥饱适中,防止超重或消瘦,体质指数(BMI)维持在 18.5～23.9。

②控制脂肪摄入,脂肪供能占总能量的 20%～30%;饱和脂肪酸:单不饱和脂肪酸:多不饱和脂肪酸＝1:1:1。

③蛋白质应以奶类、豆类和鱼类等优质蛋白为主,每日宜饮牛奶 1 瓶,进食大豆或其制品 25～50 克。

④碳水化合物以淀粉为主,重视膳食纤维和多糖类物质的摄入。

⑤多吃新鲜蔬菜和水果,补充抗氧化营养素(β-胡萝卜素、维生素 E、维生素 C 和硒等)。每天最好进食新鲜蔬菜 500 克。

⑥重视钙、铁、锌的补充,每天食盐量应当小于 5 克。

⑦每日食物应多样化,食物品种应易消化,不吃或少吃油炸、烟熏、腌制的食物。

⑧进餐方式应少食多餐,不暴饮暴食。

9.6 老年人护理

(1)老年人家庭药疗护理

老年人家庭药疗护理的关键问题是因衰老和记忆力减退带来的用药安全和能否及时有效地用药问题。应重点做好以下两个方面的工作:

①首先,从理解力、记忆力、视听能力、阅读能力、服药动手能力、判

断药效和不良反应能力等方面对老年人自己服药能力作出评估。

②确定具体的护理措施。给药方式应尽量简单,疗效相近时尽量采用口服方式,让病人自己给药;用药时间可根据老年人的作息习惯协助其作出规定。应加强用药的健康指导,详细耐心地向老年患者解释用药种类、目的和方法,以取得患者的充分配合,必要时采取一些帮助记忆的方法或对老年人的自我服药能力进行训练。常用帮助记忆的方法是给患者一张服药时间表和装有当日需服药物的容器(每种药一个容器),表中列出所服药物种类、每种药物的标识(与药瓶上相同)和时间,按时服药后在每种药物的服药时间处打上"√"或通过查看容器来检查是否服药。训练老年患者自我服药能力,必须遵守循序渐进的原则,这个过程一般需要3天:第一天由陪护人员在每次服药前指导患者看每种药物的瓶贴,解释药物的作用和不良反应,并让患者复述;第二天护理人员在旁监督,由患者自己取药和服药,将每种药物的作用和不良反应解释给护士听;将药物留在患者处,第三天到服药时加以提醒即可。可根据患者的自理能力调整训练过程。

(2)老年人安全护理

老年人常见的安全问题为跌倒、坠床、烫伤和误服等,护理人员应重点做好以下几个方面的工作:

①首先分析老年患者自身的行为能力,找出其生活环境中存在的各种危险因素,并了解已发生的安全问题的原因。

②对患者的视力、听力、肌肉、骨骼、步态、智力、神经和心理状态等作出评估。

③注意老年人着装(如鞋是否合适、衣服是否过长等)、床高、药物保管及周围设施是否妥当。

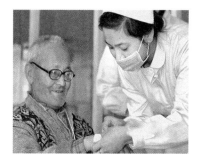

图 9-3　老年人安全护理

④确定主要护理措施。建立安全的生活环境和设施,如活动范围内的地面尽量平坦无障碍,设置夜间照明,床铺远离火源,室内安装针对烟火和煤气的语音或闪灭式报警器,使用适当的拐杖或在较长距离行走途中放置供休息用的座椅,配置省力设计的开关把手,浴室里有扶手并采用外开式房门,家具的选择和摆设要利于方便安全使用等。应增强老年人自我防护意识,如自觉佩戴适当的眼镜和助听器,睡前少饮水以减少夜间起床次数,常规服用药物的标识要醒目并放在固定位置,控制取暖用品的温度,不在床上吸烟等。

第10章 心理卫生与精神疾病

10.1 心理健康，幸福生活

心理健康又称精神健康，与身体健康一样，是人体健康的重要组成部分。1946年，第三届国际心理卫生大会为心理健康下的定义是："所谓心理健康，是指在身体、智能以及情感上与他人的心理健康不相矛盾的范围内，将个人心境发展成最佳的状态。"大会具体指明的心理健康的标志是：身体、智力、情绪十分调和；适应环境，人际关系中能彼此谦让；有幸福感；在工作和职业中，能充分发挥自己的能力，过有效率的生活。

关于心理健康的标准，学术界众说纷纭。美国人本心理学家马斯洛（Abraham Harold Maslow）和米特尔曼（Bela Mittelmann）提出了心理健康10条标准，可供学习和参考。即：有充分的安全感；对自己有充分的了解，并能对自己的能力作出适当的评价；生活理想和目标切合实际；与周围环境保持良好的接触；能保持自身人格的完整与和谐；具有从经验中学习的能力；保持良好的人际关系；适度的情绪发展与控制；在符合集体要求的前提下，能较好地发挥自己的个性；在不违背社会规范的前提下，恰当地满足个人的基本需要。

美国另一位心理学家、实验社会心理学的创始人之一奥尔波特（Floyd Henry Allport，1890－1979年）认为，心理健康包含下列7个方面的内容：

> **马斯洛**
> **Abraham Harold Maslow(1908—1970年)**
>
> 美国社会心理学家、人格理论家、人本主义心理学的主要发起者。马斯洛对人的动机持整体的看法,其动机理论被称为"需求层次理论"。1968年,他当选为美国心理学会主席。
>
> 马斯洛认为,当人的低层次需求被满足之后,会转而寻求实现更高层次的需求。这些需求包括生理需求、安全需求、社交需求、尊重需求和自我实现需求。
>
> 马斯洛认为人的本性是中性的、向善的,主张完美人性的可实现性,是一种乐观主义的美学,但他离开社会实践谈审美体验、审美活动,有抽象、片面之嫌。

①自我意识范围广阔。主动、直接地将自己推延到自身以外的兴趣和活动中,包括真正融入同某些人的关系、真正投入对自己有意义的某事(工作、理想、目标等)。一个人所涉及的活动、人或观念越多,其心理健康水平越高。

②自我同他人关系融洽。对别人表示同情、亲密或友爱。能够真正同别人发生相互作用,能与人产生温暖、理解和亲密的互动。这种能力可以使一个人能够容忍别人的不足和缺陷。

③有情绪安全感。可以接纳自己好坏优劣的所有方面,能够耐受挫折、恐惧和不安全感。

④客观。可以准确、客观地感知现实,平和地接受现实。

⑤有各种技能并专注于工作。有技能和能力,可胜任自己的工作。

⑥自我形象现实、客观。了解自身的现状和特点。

⑦人生观统一。着眼未来,有长期的目标和计划。有目的意识,对

工作有使命感。价值倾向统一,并可以将其应用到生活的各个方面。

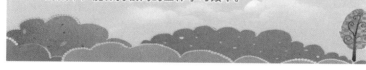

心理健康是每个人身心健康的一个重要方面,主要从情绪、适应力、行为意志等方面体现出来。它的标准并不是绝对的客观,但具体内容应包括以下几点:

情绪:有自我控制能力,情感表达恰如其分,举止得体,情绪稳定,心情愉快。

适应力:能正确对待外界影响,与社会协调一致,努力适应环境。

意志:意志坚强,有一定耐受力,能把困难变成奋斗的动力,在逆境中奋发图强。

行为:行为协调,言行表里一致,有完整的人格。

社交:有一定的社交能力,与人交往适度,择友得当,能正确处理生活中的人际关系。

智力:智力发育正常,思维敏捷,精力充沛,注意力集中,能保持较高的工作学习效率。

图 10-1　心理健康的标准

10.2　积极应对心理亚健康

心理亚健康是介于心理健康和心理疾病之间的中间状态,虽然不能被诊断为精神障碍(精神疾病),却能影响人的情绪、活力、学习与工作效率。如长期工作效率低下、容易疲惫、做事提不起精神,长期心绪不宁、失眠、健忘,长期食欲不振、精神萎靡、焦虑忧郁,或感到身体虚弱、心情沮丧、人际关系恶化,都是心理亚健康状态的表现。

应对心理亚健康状态，首先要从整体上发现问题的症结所在。例如，分析一下工作的压力状况、生活作息是否规律、饮食是否规律、营养是否均衡、身边是否有不顺心的事情发生，等等。找到了相应的原因，才能对症处理，消除疾病隐患。

(1)建立合理饮食行为

合理膳食，合理选择食物种类，改变高脂、高糖、高盐、低膳食纤维的不合理饮食行为，多食低脂、低盐、高蛋白、高纤维素食品，多食水果和蔬菜，建立科学的膳食结构和生活方式。

(2)改变不良生活方式

改变饮食无规律、不吃早餐、喜食高脂高盐食物、逆时而作、睡眠不足等不良生活方式，建立良好的生活方式，不过度疲劳，坚决戒除吸烟的坏习惯，避免酗酒，适量饮用红酒。

(3)坚持科学体育锻炼

科学的体育锻炼可调节机体的神经—内分泌—免疫网络功能，促进人体生理功能全面发展。体育锻炼应注意运动量适当，运动速度与幅度适宜。此外，还需遵循以下原则：循序渐进，全面发展，经常性原则，安全性原则以及根据年龄、性别、身体状况等区别对待原则。

(4)提高心理适应能力

要有乐观豁达的胸怀，培养良好的个性、处事能力和人际关系，以适应复杂多变的社会环境。要保持健康的体态、心态、情态、思态和行态，学会自我调节，不要自寻烦恼，不要过分要求。

亚健康状态自我测试见表10-1。

表10-1 是否处于亚健康状态

请阅读以下30种身心不良表现,在符合自己目前状况的序号上打"√"。

序号	表现	序号	表现
1	精神紧张,焦虑不安	16	局部麻木,手脚易冷
2	孤独自卑,忧郁苦闷	17	掌腋多汗,舌燥口干
3	注意分散,思考肤浅	18	自感低热,夜常盗汗
4	容易激动,无事自烦	19	腰酸背痛,此起彼伏
5	记忆闭塞,熟人忘名	20	舌生白苔,口臭自生
6	兴趣变淡,欲望骤减	21	口舌溃疡,反复发生
7	懒于交往,情绪低落	22	味觉不灵,食欲不振
8	易疲劳感,眼易疲劳	23	反复嗳气,消化不良
9	精力下降,不易恢复	24	便稀便秘,腹部胀满
10	头昏脑涨,不易复原	25	易患感冒,唇起疱疹
11	久站头晕,眼花目眩	26	鼻塞流涕,咽喉疼痛
12	肢体酥软,力不从愿	27	憋气气急,呼吸紧迫
13	体重减轻,体虚力单	28	胸痛胸闷,心区压感
14	不易入眠,多睡易醒	29	心悸心慌,心率不整
15	晨不愿起,昼常打盹	30	耳鸣耳背,易晕车船

测试结果:如果在上述30项症状中,有6项符合你的表现,并且找不出明显的病因,请坐下来,好好地反思自己的生活状态,今后应加强锻炼,注重饮食营养的搭配,调整心情。

10.3 认识自我——心理健康的第一步

马斯洛和奥尔波特都强调客观地认识自我是心理健康的表现。只有正确认识自己,分析自己的长处和短处、优势和不足,才能乐于接纳自己,才能正确地处理人际关系。

老子曰:"知人者智,自知者明。"这句话反映了认识自我和认识他人的关系。认识自我,首先要回答"我是一个什么样的人"。从操作层面看,要回答这个问题,可以从生理自我、心理自我和社会自我3个方面去分析和评价。

(1) 生理自我

从身体素质、体形、外貌等方面进行评价。如身高1.68米,体重69.3千克,身高、体重处于平均水平。

(2) 心理自我

了解自己的性格、能力、兴趣、爱好、特长等方面。流行歌词"我很丑,可是我很温柔",就是对生理自我和心理自我的一种写照。

(3) 社会自我

对自己所处的各种社会关系、角色、地位等的认知。例如,一个男人在家庭中的角色有多种,他可能是一位父亲,承担养育子女的责任,对子女要有良好的示范作用和积极的影响作用;他可能又是父母的儿子,承担赡养父母、孝敬父母的义务;他还可能是丈夫,有照顾妻子、经营家庭的基本职责。走出家门,他的社会角色也随之改变。

认识自我是为了更好地超越自我。我们虽然不能像体育运动员那样不断打破运动记录,超越他人或自己的最佳运动成绩,但可以战胜自己的惰性,克服随遇而安的思想,利用一切可以利用的因素,把今天的事情做好,准备明天可以做的事情;超越自己的知识范围,坚持学习和社会锻炼,在扩展知识面的同时,不断解决问题。

认识自我可以提高自信。自信是自我认同的一个重要表现,是自尊的基础,是提高工作和学习效率的内驱力,是通往成功的阶梯。

扁鹊评价兄弟三人医术

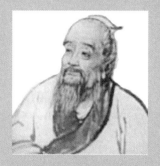

扁鹊(公元前407—前310年),春秋战国时代名医,精于内、外、妇、儿、五官等科,应用砭刺、针灸、按摩、汤液、熨热等法治疗疾病,被尊为"医祖"。

魏文王曾求教于名医扁鹊:"你们家兄弟三人,都精于医术,谁是医术最好的呢?"扁鹊说:"大哥最好,二哥次之,我是三人中最差的一个。"魏文王十分不解。

扁鹊解释,大哥治病,是在病情发作之前,那时候病人自己还不觉得有病,但大哥就下药铲除了病根,因此他的医术难以被人认可,所以没有"名气",或者说他的名气囿于家中。二哥治病,是在病初起之时,症状尚不十分明显,病人也没有觉得多痛苦,二哥就能药到病除,使乡里人都认为二哥只是治小病很灵,他的名气囿于乡邻。我治病,都是在病入膏肓,他们看到我在经脉上穿刺,用针放血,或在患处敷以毒药,以毒攻毒,或动大手术直指病灶,使重病人病情得到缓解或很快治愈,所以我名闻天下。

10.4 压力管理——心理健康的保证

日常生活中,人们不可避免地会遇到各种各样的问题,感受到不同压力和挑战。适度的压力会给人们带来动力,使身心处于最佳的平衡状态,但严重或持续时间很长的压力会导致工作效率低下、适应能力下降甚至疾病等不良结果,如图10-2所示。当人遇到困境或陷入长时间的压力之中时,该如何对压力进行有效的管理、减少压力对健康的负面影响呢?有专家建议,可以从管理身体反应、减少无效的应对行为、应对挫折和处理冲突四个方面入手。

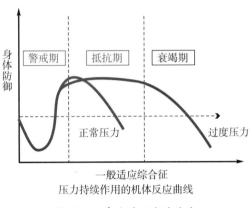

图 10-2 身体对压力的反应

 (1)管理身体反应

面对压力时,身体常处于紧张、焦虑的状态,有效的放松方法可以帮助人们放松紧张的身体,缓解不安的情绪。各种锻炼,包括步行、游泳、跳绳、太极和瑜伽等,都能有效放松身体,消除精神紧张和疲劳。此外,想象安宁的环境也有助于放松。

 (2)减少无效的应对行为

无效的应对方式会增加压力的不良后果,包括为自己设置完成任务的时限过短、做事追求过分完美、不会拒绝别人的要求以及放弃社会支持等。

①悠着点。放慢自己的工作、生活节奏,一步步踏实地前进。

②条理化。努力将注意力集中在自己关注的事情上,抛弃琐碎且无关紧要的事情。

③承认并接受自己的极限。不能给自己设置不切实际的目标或过于追求完美,要确立适度的目标,并把大目标分解成小目标,逐个实现。

④寻求社会支持。与亲属或朋友深入讨论问题、倾诉紧张和烦恼,可以减轻压力带来的伤害。此外,还可以向心理咨询师和精神科医生寻

求帮助。

 (3)应对挫折

要分析挫折是外部原因还是个人原因造成的,并进一步分析这个原因能否改变、是否值得努力作出改变。回答了这些问题,再去选择是放弃还是要继续努力。

 (4)处理冲突

不能草率地作出决定,应积极寻求外界的支持和帮助。当所有尝试都失败时,要下决心与压力共同生活。

心理保健歌

心无病,防为早,心理健康身体好。
气平衡,要知晓,情绪稳定疾病少。
调心理,寻逍遥,适应环境病难找。
练身体,动与静,弹性生活健心妙。
要食养,八分饱,脏腑轻松自疏导。
七情宜,不暴躁,气愤哀怒要去掉。
人生气,易衰老,适当宣泄人欢笑。
想得宽,童颜少,心胸狭窄促人老。
事不急,怒不要,心平气和没烦恼。
品书画,溪边钓,选择爱好自由挑。
与人交,义为高,友好往来要做到。
动脑筋,不疲劳,恬睡养心少热闹。
有规律,健身好,正常生活要协调。
生命壮,睡足觉,劳逸结合真需要。
性情温,自身药,强心健身为至宝。

10.5 精神疾病,可防可治

精神疾病,又称"精神障碍",是指精神活动出现异常,产生精神症状,达到一定的严重程度,并且达到足够的频度或持续时间,使患者的社会生活、个人生活能力受到损害,造成主观痛苦的一种疾病状态。当前我国重点防治的精神疾病是精神分裂症、抑郁症、儿童青少年行为障碍和老年期痴呆。

> **世界精神卫生日**
>
> "世界精神卫生日"是由世界精神病学协会(World Psychiatric Association,WPA)在1992年发起确立的,时间为每年的10月10日。世界各国每年都为"精神卫生日"确定一个活动主题,并准备系列活动,包括拍摄、宣传促进精神健康的录像片、开设24小时服务的心理支持热线、播放专题片等。

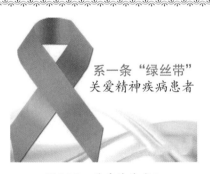

图10-3 关爱精神病人

(1)重度精神病患者的常见表现

重度精神病是指由于大脑功能紊乱及病变而产生的感觉、记忆、思维、情感、行为等方面表现严重异常。重度精神病患者常表现为严重的心理障碍,其认知、情感、意志、动作行为等活动均可出现持久且明显的异常。

①不能正常地学习、工作、生活。

②动作行为难以被一般人理解,显得古怪、与众不同。

③在病态心理的支配下,有自杀或攻击、伤害他人的行为。

④有程度不等的自制力缺陷,患者往往对自己的精神症状丧失判断力,认为自己的心理与行为是正常的,拒绝治疗。

(2) 可疑精神病患者的处理

被怀疑有明显心理行为问题或精神疾病者,要及早去精神专科医院或综合医院的精神科或心理科进行咨询、检查和诊治。如果发现家庭成员、邻居、同事、朋友等周围人有明显的言语或行为异常,应考虑心理行为问题或精神疾病的可能,及时劝告其去医疗机构检查。

对一般心理亚健康,即通常我们所说的心理卫生问题,应以心理咨询和心理治疗为主,辅以社会支持和药物对症治疗。被确诊患有精神疾病的患者,应及时接受正规治疗,遵照医嘱,全程不间断按时按量服药,以达到最佳的治疗效果。不愿意接受治疗、不正确治疗或不规律服药,会导致病情延误、难以治愈或复发。通过规范化的治疗,多数患者的病情可以得到治愈或缓解,恢复正常的生活、学习和工作能力。

(3) 家属如何照顾精神病患者

①坚持系统的药物治疗。要注意观察患者的病情变化,掌握其发病的特点以及药物副反应等。督促患者遵照医嘱按时按量坚持服药,切忌随意减药停药,药物应由家属妥善保管。同时,定期陪同患者到专科门诊复查,并做好有关辅助检查。

②合理安排日常生活。督促患者养成良好的生活规律,合理安排患者的衣食住行,忌酒、咖啡、浓茶和盲目吃补品。

③营造适合康复的家庭环境。和谐、温馨的家庭氛围可促进精神病患者的康复。家属应以耐心的态度对待患者,尊重患者人格,生活上关心、体贴,帮助患者正确认识、对待疾病,消除悲观情绪,树立战胜疾病的信心。

④督促患者参加适当的活动。尽量增加患者与社会环境接触的机会,不仅让他们参与家庭事务,还要鼓励他们多与朋友交往,督促他们参加力所能及的社区活动和社会活动,培养他们适应社会的能力。同时,结合病人身体状况、病情和兴趣爱好,安排一些文体活动,愉悦身心。

 (4)积极防止病情复发

精神病的复发率高,病情复发会给患者、家庭和社会造成巨大的负担。为了防止病情复发,应注意以下几点:

①家属要定期带患者到专科医院门诊复查。如果有特殊情况,可随时就诊。

②坚持药物维持治疗。

③帮助患者认识疾病的症状表现,理解预防病情复发的重要意义。

④注意发现病情复发的先兆,及时处理。患者家属如能在早期识别精神病复发的迹象,并采取及时、有效的措施,常能显著改善疾病的治疗效果。

精神病复发常见的预兆:

①睡眠障碍,如入睡困难、易醒、多梦等。

②情绪变化,如情绪不稳定、烦躁不安、易发脾气、无故担心等。

③发呆、语言增多或减少、反应迟钝、活动减少、不爱理事、生活懒散等。

④头痛、头昏、疲乏无力、食欲减退、消瘦等。

⑤原有的精神症状重新出现。

⑥病人原来主动服药治疗,突然不承认自己有病,拒绝继续服药。

第11章 意外伤害与院前处置

11.1 意外伤害常识

(1)意外伤害的含义

意外伤害是指外来的、突发的、非本意的、非疾病的、使身体受到伤害的客观事件。烧烫伤、跌落伤、急性中毒、溺水、交通事故等都属于常见的意外伤害。

(2)常用的报警电话

> 公共安全事故报警电话 110
> 紧急医疗急救电话 120
> 交通事故报警电话 122
> 火灾事故报警电话 119
> 水上求救专用电话 12395
> 森林火警 12119
> 红十字会急救台 999

电话接通后应当简要说明需要救护者的病情、人数、所在地址、姓名、性别、年龄、联系电话以及报告人的电话号码与姓名等。

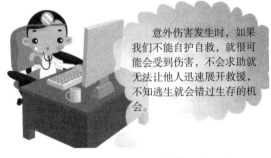

图 11-1　面对意外伤害要有自护自救意识

11.2　常见外伤的院前处置

(1) 烫伤

烫伤分级

一级：皮肤发红，有刺痛感。
二级：看到明显的水泡。
三级：皮肤破溃变黑。

①立即用流动的冷水冲淋或浸泡被烫部位半小时。被蒸汽或热的液体烫伤时，立即将烫伤部位的衣物小心去掉，以避免烫伤加重。

②用干净的纱布或绷带松松地缠绕在烫伤处，以保护伤口。

③局部小面积轻度烫伤，清洁创面后上药；三级烫伤或大面积的二级烫伤，或病人出现咳嗽、眼睛流泪、呼吸困难等情况，要尽快到医院就诊。

④不能用冰敷的方式治疗烫伤，不要弄破水泡，也不要随便将抗生素药膏或油脂涂抹在伤口上。

(2) 烧伤

①远离烧伤源。首先应迅速离开火源。如果身上着火，可用水将火浇灭，也可脱去着火的衣服，或就地打滚将火压灭；不要用手扑火，以免

手被烧伤;在密闭的火灾现场尽量用湿布巾捂住口鼻,以防呼吸道烧伤。各种化学烧伤(碱烧伤除外)可尽快用水冲洗,以减轻损伤。

②院前处置方法。对于小面积烧伤和四肢部位的烧伤,可用冷水冲淋或浸泡半小时;胸背部烧伤者,可将干净的毛巾盖在创面上再浇凉水,以减轻疼痛。用清洁的被单或衣服简单包扎创面,不要将水泡弄破,也不要随意涂抹药品。大面积烧伤者只能喝淡盐水而不能喝大量淡水。因爆炸燃烧事故受伤者,创面污染严重时,无需强行清除创面上的衣物碎片和污物,应简单包扎后立即送往医院。局部小面积轻度烧伤,可清洁创面后上药。大面积烧伤或严重烧伤者要到医院就诊。

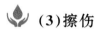

(3)擦伤

出现擦伤,用矿泉水把伤口清洗干净,如果伤口不深,无需再深入处理。如果有渗血,用矿泉水冲洗干净伤口后,可贴一块止血贴或在创面上涂红药水。如伤口过大,清洗伤口后用碘伏消毒,再用干净纱布包扎,防止感染。

(4)割伤

①如果出血少且伤势不严重,可在清洗之后,以创可贴覆于伤口。不主张在伤口上涂抹红药水或止血粉之类的药物,只要保持伤口干净即可。

②如果伤口大且出血不止,应先止住流血,然后立刻去医院。手指割伤的具体止血方法是用干净纱布包扎伤口处,捏住手指根部两侧并且高举过心脏。使用止血带效果会更好,但每隔20～30分钟须将止血带放松几分钟,否则可能引起缺血性坏死。

③铁钉等尖锐物刺扎导致小而深的伤口时,应立即清洗伤口,并到医院注射破伤风疫苗。

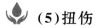

(5)扭伤

①扭伤后应立即停止运动。扭伤后24小时之内,用毛巾包裹冰袋放

在伤处冰敷15分钟,再移开15分钟,如此重复;或用凉水冲泡15分钟,再休息15分钟,如此重复,可起到止血消肿、减轻疼痛的作用。

②一般扭伤24～48小时后可改为热敷,再用伤湿止痛膏、正红花油等药物敷贴。不能随意活动受伤的关节。

③重度扭伤者应立即去医院。如果是轻微扭伤,但经过几日的自我治疗和休息之后,患处仍疼痛且行动不便,那么有可能是骨折、肌肉拉伤或者韧带断裂,也需要立即就医。

  (6)四肢骨折

摔倒或受其他外伤以后,四肢的某个部位疼痛剧烈、发生畸形或活动受到限制,要想到可能发生了骨折。

①骨折发生后,应当迅速使用夹板固定患处,在木板和肢体之间垫上棉花或毛巾等松软物品,再用带子绑好。如果家中没有木板,可用雨伞、擀面杖等物品代替。

②皮肤有破口的骨折,出血可能较为严重,此时可用干净纱布压迫,再在纱布外面用夹板固定。

③固定、捆绑的松紧度要适宜,过松达不到固定的目的,过紧影响血液循环,导致肢体坏死。固定四肢时,要将指(趾)端露出,随时观察肢体血液循环情况。如出现指(趾)端苍白、发冷、麻木、疼痛、肿胀等症状,说明固定过紧,应立即松开,重新包扎。

  (7)眼部外伤与异物

眼部被化学物质灼伤,应立即用生理盐水或自来水冲洗眼睛,用手指将眼皮撑开,愈大愈好。甚至可将头部放在水龙头下,让水直接冲洗眼睛,至少持续15分钟,同时尽可能转动眼球。冲洗后立刻送医院治疗。

眼睛被撞伤后,应立即给予冰敷,大约15分钟,可减少疼痛及肿胀。若眼眶变黑或视力模糊,可能是眼球内出血或其他伤害,须立刻送医院请眼科医师检查治疗。眼睛受到切割伤后,用纱布将眼部轻轻包扎。需注意的是,不可尝试拿掉粘在眼睛或眼皮之内的任何物体,并避免碰压眼球或揉擦眼球。

如果患者眼内有异物,家属可按照以下步骤操作:

①用肥皂和水洗净双手。

②撑开眼皮,让患者慢慢转动眼睛,寻找异物。

③使患者流泪,以便带出异物。

④用干净的湿布取出可见的异物。

⑤若没能发现异物、未取出异物、患者在取出异物后疼痛明显或有视力障碍,应用干净的布覆盖双眼,包扎后送医院治疗。

(8)动物抓、咬伤

①被犬、猫等动物抓伤、咬伤后,要立即处理伤口,首先在伤口上方扎止血带(可用手帕、绳索等代替),可在一定程度上防止病毒随血液流入全身。

②用20%肥皂水或清水冲淋,彻底清洁伤口,不要包扎伤口。由于伤口往往外口小、里面深,因此必须掰开伤口,让其充分暴露,冲洗完全。

③不能挤压、吮吸伤口,也不可用土敷、姜擦。

④迅速送往医院进行诊治,在24小时内注射狂犬病疫苗和破伤风疫苗。

(9)叮咬伤

被蚊虫叮咬后,如果症状轻微,可以用冷的、干净的布来减轻痛痒。除此之外,也可以用炉甘石药膏,或小苏打加点水敷在伤口上。

被黄蜂蜇伤后,其毒针会留在皮肤内,须用消毒针将其剔出,然后用力掐住被蜇伤的部分,用嘴反复吸吮,吸出毒素。如果身边暂时没有药物,可用肥皂水充分清洗患处,然后涂食醋或柠檬汁。

被毒蛇咬伤后,切忌惊慌、大声呼叫、奔跑,否则会促进毒素吸收。应保持安静,放低患肢,以使血液循环减慢。立即用止血带、橡皮带、布带在肢体伤处的近心端结扎,阻断淋巴和静脉血流,减少毒素吸收。每隔20～30分钟放松一次,同时用清水或肥皂水冲洗伤口。可用口吮吸,但要注意口腔内不能有伤口和溃疡,并要及时漱口。被毒蛇咬伤后不能饮酒,因酒能促进血液循环,加速毒素扩散。被毒蛇咬伤12小时内,宜去医院切开伤口排毒。

11.3 急性中毒处理

(1)酒精中毒

①急性酒精中毒的阶段表现。兴奋期:感觉眩晕、头痛、眼结膜充血、眼面潮红或苍白、欣快、兴奋、言语增多、情绪不稳定、健谈高歌、时悲时喜、易粗鲁无礼。共济失调期:动作笨拙、步态蹒跚、语无伦次、言语含糊不清。昏睡期:进入昏睡状态,皮肤湿冷、口唇紫绀、呼吸缓慢、血压下降、心率加快甚至休克、抽搐、昏迷、瞳孔散大。

②院前处置方法。饮酒过量后应卧床休息,以防摔伤。可喝食醋、柠檬汁以利尿,促进酒精排出。如果患者清醒,可催吐;如已发生呕吐,不需再催吐,但要注意清除口腔呕吐物。神志不清者,则应侧卧,防止呕吐物堵塞气管造成窒息,并立即送医院。

(2)煤气中毒

煤气中毒大多由于煤炉没有烟囱或烟囱闭塞不通,或因居室无通风设备所致。此外,如果家里用的是燃气热水器,若燃烧不充分,通风不好,洗澡时间长,也会导致煤气中毒。

①煤气中毒的常见表现。煤气中毒后,轻者感到头晕、头痛、四肢无力、恶心、呕吐,重者可出现昏迷、体温降低、呼吸短促、皮肤青紫、唇色樱红、大小便失禁等症状。若抢救不及时,会危及生命。

②院前处置方法。立即开窗通风,同时关闭炉灶,将人员转移到室外。严禁使用明火和开关各种电器,以防煤气爆炸酿成火灾。如发现患

者已神志不清,除上述操作外,还要将患者的头部偏向一侧,防止呕吐物堵塞气管造成窒息,并拨打120急救电话。

 (3)药物中毒

①药物中毒的常见表现。轻度中毒患者表现为头痛、头昏、恶心、呕吐、轻度意识障碍,可伴有便秘、尿潴留等;重度中毒患者则表现为昏迷、血压下降、体温下降、瞳孔针尖样大小等症状。

②院前处置方法。轻度或早期患者,应进行催吐。昏迷病人,应保持气道通畅,防止窒息,拨打120急救电话或直接送患者到医院。送患者入院时要带患者服剩的药片和药瓶,协助医生及早诊断。

 (4)农药中毒

农药可经口、鼻、皮肤等多种途径进入人体,农药使用不当、存储不当、误服或污染食物、水源等都会造成中毒。

农药中毒的三级表现
- 轻度中毒:头晕、头痛、乏力、恶心、呕吐、多汗、视物模糊等。
- 中度中毒:除上述症状外,还有腹痛腹泻、步态蹒跚、轻度呼吸困难、轻度意识障碍等。
- 重度中毒:除上述症状外,还有呼吸极度困难、昏迷等。

①远离毒物。让中毒者离开中毒现场,脱掉被污染的衣服、鞋、袜,用肥皂水(敌百虫中毒除外)或大量清水清洗被污染的皮肤,清除口中的异物和残留毒物。

②辨认中毒物品。在病人尚有意识时,向其询问毒物的种类。如果病人不能或不愿配合救助,可在中毒现场寻找盛装毒物的容器,查看毒物种类。

③若中毒者意识清醒,可将蛋清(可用牛奶、豆浆、米汤代替)、木炭粉(可将馒头烧成炭粉)混合后服用,并用手指刺激舌根部催吐。

④昏迷者,让其头部转向一侧,及时清除病人的呕吐物,以防引起窒息。

⑤经上述处理后,紧急送往医院治疗。

11.4 其他意外事件

(1)鱼刺卡伤

①立即停止进食,减少吞咽动作。

②低头大弯腰,做猛咳动作,或刺激咽后壁,诱发呕吐,如果异物进入软组织不深,可喷出。

③如果上述方法无效,可以用汤匙或牙刷柄压住舌头的前部分,借助手电筒或小镜子,仔细观察喉部,发现异物后可用镊子夹住,轻轻拔出。

④如果鱼刺还没出来,应及时到医院就诊。

(2)气管异物

气管异物常发生于5岁以下的儿童。儿童在玩耍、游戏或哭闹时,嘴里的花生、糖果或瓜子等可能会呛到气管中。

①用手指伸进口腔,刺激舌根催吐,此法适用于较靠近喉部的气管异物。

②让患儿尽力弯腰,头尽量放低,然后用手掌用力连续拍打其背部,以促使异物排出。若患儿为婴幼儿,可用一只手掌托住其胸部,使其头面部朝下、身体倾斜,另一只手拍打其背部中央。

③若上述方法未能奏效,则应立即将患儿送医院急救。

(3)溺水

①自救方法。落水后要镇静,不要慌张,不要举手挣扎,否则人会下沉。应仰卧,头向后,口、鼻向上露出水面。呼气要浅,吸气要深,这样可勉强浮起,同时应尽快呼救。

②施救方法。应从溺水者的后方向其靠拢,以免被溺水者抱住拖入水中。让溺水者呈仰卧姿势。上岸后立即清除其口、鼻内的泥沙、呕吐物等。松解其衣领、纽扣、腰带、背带等,但应注意保暖,必要时将其舌头用毛巾、纱布包裹拉出,保持呼吸道通畅。

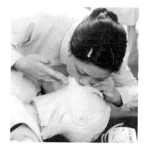

图 11-2　心肺复苏

倒出腹腔内吸入物。施救者一腿跪在地上,另一腿屈膝,将溺水者腹部朝下横放在自己大腿上,使其头下垂,接着按压其背部,使胃内积水倒出。施救者也可从后面抱起溺水者的腰部,使其背向上、头向下,也能使水倒出来。拨打 120 急救电话,对呼吸心跳停止者应积极实施心肺复苏。

心肺复苏

心肺复苏是抢救呼吸心跳停止的急症危重患者的关键措施,主要包括人工胸外按压法和口对口人工呼吸法。具体步骤为:

①救护体位。将患者呈仰卧位(脸朝上)放在坚硬的平面上(如水泥地面等)。

②打开气道。尽快将患者的衣领口、领带等解开,用手帕或毛巾等抠除病人口鼻内的异物;然后一手压病人的前额,另一手托起患者的下巴,两手同时用力使头后仰,保持呼吸道畅通。

③人工呼吸。一手捏住病人鼻孔两侧,另一手托起患者下巴,深吸一口气,用口对准患者的口吹入,吹气停止后放松鼻孔以出气。如此反复进行,成人患者每分钟做 8~10 次。如果无法把患者的口张开,可改用口对鼻人工呼吸法。

④胸外心脏按压。抢救者左手手掌根部放在病人的胸骨中下半部,右手掌叠放在左手背上。手臂伸直,利用身体重量垂直下压胸腔 3~5 厘米,然后放松。按压要平稳、有规则,不能冲击猛压。频率为每分钟 100~120 次。

胸外心脏按压与人工呼吸交替进行。胸外按压与人工呼吸的比例为单人 30:2,即先按压 30 下,再口对口吹 2 口气,持续做 5 个周期。判断抢救效果,若无效,继续操作,等待救援到来。

(4)中暑

①常见表现。先兆中暑：在高温环境中出现出汗、口渴、头晕、眼花、耳鸣、四肢无力、胸闷、心悸、恶心、注意力不集中、体温正常或略升高（低于38℃）等症状，短时间休息可恢复。轻度中暑：除以上症状外，还有体温在38℃以上、面色潮红或苍白、大汗、皮肤湿冷、血压下降、脉搏增快，经休息后可恢复正常。重度中暑：除轻度中暑症状外，常伴有高热、痉挛、昏厥、昏迷等。

②院前处置方法。立即将患者移到通风、阴凉、干燥的地方，如走廊、树荫下。使患者仰卧，解开衣领，脱去或解开外套。若衣服被汗水湿透，则应更换干衣服，同时开电扇或开空调（应避免直接吹风），以尽快散热。用湿毛巾冷敷头部、腋下以及腹股沟等处，有条件的可用温水擦拭全身，促进散热。意识清醒的病人或经过降温清醒的病人可饮绿豆汤、淡盐水，或服用人丹、十滴水和藿香正气水（胶囊）等解暑。一旦出现高烧、抽搐、昏迷等症状，应让病人侧卧，头向后仰，保持呼吸道通畅，同时紧急送往医院或拨打120急救电话求助。

(5)触电

①迅速切断电源，关闭电闸，或用干木棍、竹竿等不导电物体将电线挑开。电源不明时，切不可直接用手接触触电者。

②在浴室或其他潮湿的地方，救护人员要穿绝缘胶鞋、戴胶皮手套或站在干燥木板上，以保护自身安全。

③对于呼吸心跳停止者，应立即进行心肺复苏。不要轻易放弃，应持续进行半小时以上，并拨打120急救电话。

④对于重伤病人，应就地取材进行创面的简易包扎（防止运送过程中污染），再送医院抢救。

防止触电"十戒"

一戒　直接将电源线头插入插座

二戒　拉扯连接插头的软线

三戒　用湿手触摸电器外壳

四戒　直接去拉触电者

五戒　带负荷断电

六戒　使用未检验的绝缘工具

七戒　易燃、易爆场所电气设备不防爆

八戒　金属容器内或潮湿场所不使用12 V安全电压

九戒　超负荷用电

十戒　靠近断落在地上的电线

(6) 火灾

①发生火灾时,被困人员要保持镇静,第一时间呼救,拨打119火警电话。

②初级火灾可尝试合适的方法灭火。如果无力灭火,应迅速逃生。应从楼梯逃生,千万不能乘坐普通电梯。

③遇到浓烟时,用潮湿的毛巾或者衣襟等捂住口鼻,采取低姿势爬行,头部尽量贴近地面。

④楼房着火时,可将水倒在被子上封住门窗,防止火势蔓延,等待救援。也可利用阳台以及外墙的水管,或者利用绳索或被单进行逃生。

⑤如果在卧室听到报警,应该用手背去接触卧室门,试一试门是否已变热。如果门是热的,不能打开,否则烟和火就会冲进卧室;如果不热,说明火势可能还不大,可以通过正常的途径逃离。

⑥应尽量选择阳台、平台、外墙的突出部位等容易被人发现、能够避开烟火以及便于消防人员救助的位置暂避和等待,以喊话、招手、打开手

电筒等方式吸引救援人员的注意。

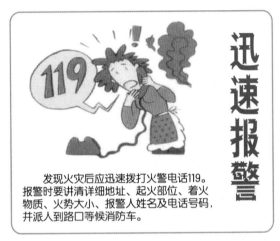

图 11-3　火灾报警

(7) 交通事故

①事故发生后,应正确判断伤员的伤情和受伤部位,不要随意搬动伤员,注意保护伤员的脊柱和骨折肢体。

②先救命,后救伤,优先救助危重伤员;先进行心肺复苏,后处理受伤部位。

③重伤出血时,应立即止血,以免出血过多损害健康,甚至危及生命。小的伤口只要简单包扎即可止血。对较大、较深的伤口,可压迫出血处上方(在四肢靠近心脏一侧)血管止血。

④对骨折伤员进行急救时,搬移前应当先固定骨折部位,以免骨折端刺伤血管和神经,不要在现场进行复位。

⑤有木桩等物体刺入伤员身体时,不要拔出,等到达医院后再处理。

⑥对伤势严重的伤员,应当在进行现场急救的同时,拨打 120 急救电话。

> **交通事故小常识**
> ᧾ 全球道路交通事故每年造成近130万人死亡,5000万人伤残,平均每20秒就有1人在道路交通事故中丧生。道路交通事故已成为15~29岁人群死亡的主要原因。
> ᧾ 联合国将每年11月第三个星期日作为"世界道路交通事故受害者纪念日"。
> ᧾ 2011年,我国共发生道路交通事故210812起,造成62387人死亡、237421人受伤,直接经济损失超过10亿。道路交通伤害已成为伤害死亡的第一位原因。
> ᧾ 疲劳驾驶、超速、超载、违法占用对向车道、安全监管漏洞是造成道路交通事故的主要原因。大多数道路交通事故伤亡是可以预防的。

 (8)地震

室内遭遇地震时,应就近躲避,震后迅速撤离到安全地方。

①避震应选择室内结实、能掩护身体且易于形成三角空间的地方,或开间小、有支撑的地方,或室外开阔、安全的地方。

②整个人蹲下或坐下,尽量蜷曲身体,降低身体重心。

③抓住桌腿等牢固的物体,保护头颈、眼睛,掩住口、鼻。

④避开人流,不要乱挤乱拥。

⑤空气中有易燃、易爆气体时,不要随便点火。

户外遭遇地震时,应就近选择开阔地避震。

①蹲下或趴下,以免摔倒;不要乱跑,避开人多的地方;不要返回室内。

②避开高大建筑物,如立交桥、高烟囱以及水塔等,特别是有玻璃幕墙的建筑。

③避开危险物、高耸物或悬挂物,如变压器、电线杆、路灯、广告

牌、吊车等。

④避开其他危险场所,如狭窄的街道、危旧房屋、雨篷下以及砖瓦或木料等物的堆放处。

如果震后不幸被废墟埋压,要尽量保持冷静,设法自救。无法脱险时,要保存体力,尽力寻找水和食物,创造生存条件,耐心等待救援人员。

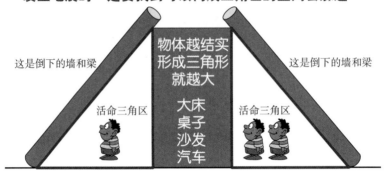

图11-4 地震活命三角区

11.5 常见问题的院前处置

(1)外伤出血

①外伤出血的分类。毛细血管出血:颜色为红色,血液慢慢渗出或从伤口滴出,一般能自行凝固。静脉出血:颜色为暗红色,血液从伤口连续不断地流出,血流较缓。动脉出血:颜色为鲜红色,血液从伤口泉涌样喷出。

②外伤出血的处理。毛细血管出血出血量小,会自动停止,危险性小,用创可贴即可。静脉出血时可用干净的厚纱布、毛巾等放在伤口上,然后加压包扎,一般即可停止流血。对于小静脉,可以贴创可贴。对于大静脉,要迅速拨打120急救电话,并同时用手压住或用绷带、止血带等加压止血。动脉出血,尤其是大动脉血管破裂出血,常在短时内造成大量失血,可能引起生命危险。要迅速拨打120急救电话,同时在伤口上方

扎止血带,或用毛巾、布条代替止血带包扎止血。

> **鼻出血的处理**
>
> 鼻出血时应身体微微前倾,并用手指捏住鼻梁下方的软骨部位,持续5~15分钟。如果出血不停止,应往出血的鼻孔里塞纱布。有条件的话,放一个小冰袋在鼻梁上,也有迅速止血的效果。不要将头向后仰起,该姿势会使鼻血流进口中。如果鼻血持续时间长、止不住的话,应该马上去医院。如果流鼻血的次数过于频繁且毫无原因,或伴随头疼、耳鸣、视力下降以及眩晕等其他症状,也应去医院详细检查治疗。

(2) 发热

发热是多种疾病的常见症状。低热是指腋温为37.5~38 ℃,中热为38.1~39 ℃,高热为39.1~40 ℃,超高热则为40 ℃以上。一般情况下,低热无需特殊处理。对高热患者应及时降温,以防出现惊厥及其他不良后果。对刚开始发热的患者,应尽可能查明原因,可暂不给予特殊治疗,否则会改变疾病的外在表现,影响医生的诊断。

高热的家庭处理:

①物理降温法。用湿毛巾或冰袋冷敷头额部、枕部,以保护脑组织;用30%~50%酒精或32~36 ℃温热水擦拭患者颈、腋窝、胸背及腹股沟等处。

②药物降温法。在医生指导下或根据以往经验选择合适的降温药品。

③补充液体。发热时,水、电解质丢失过多,应及时补充,如多喝白开水及水果蔬菜汁。

④病因治疗。在医生指导下,针对病因给予针对性治疗。若是由细菌感染引起的高热,应根据病情选用有效的抗生素。

(3)心绞痛

①多数患者心绞痛的发作是在劳累或情绪激动的状态下发生的,因此一旦发病,要在第一时间安抚患者的情绪,使其平静下来。

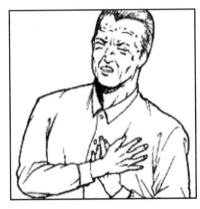

图 11-5　心绞痛

②不要随意搬动患者,应让其就近平躺或半卧,以其感到疼痛最轻的体位为宜。

③立即取一片硝酸甘油或速效救心丸,让患者含服。如果是心绞痛而不是心肌梗死,一般在 2 分钟左右就能够减轻疼痛。

④解开患者的衣领扣子、领带和腰带,使其呼吸道保持畅通。

⑤迅速拨打 120 急救电话。

(4)中风

有高血压、糖尿病、高血脂等病史者,如果突然出现不明原因的头晕、肢体麻木、眼前发黑、说话不清及哈欠不断等表现,应考虑发生中风的可能。

①设法把中风患者抬到床上,不要把患者扶起。一般2~3个人同时抬,一人托住患者的头部和肩部,保持头部不受震动,另一个人托住患者的背部和臀部,还有一个人托住患者的臀部和腿脚部,让患者安静地躺下,保持头部略高并稍向后仰的体位。

②解开患者的衣领,让患者的呼吸道保持畅通。如果有呕吐,则应将其头部偏向一边,以免呕吐物呛入气管内。

③迅速拨打120急救电话。应把患者送到最近的医院,避免长时间颠簸造成病情加重。

④尽可能减少不必要的搬运。从楼上往下搬运患者时,必须保持其头部在上方、脚部在下方,以减少脑部的充血,最好用担架搬运,让患者平躺着。

第12章 安全用药基本常识

12.1 药品基本知识

(1)处方药和非处方药

处方药的适应证一般是一些复杂而严重的疾病,患者难以自我判断、自我治疗,所以处方药是必须凭医生处方才能调配、购买和使用的药品。在处方药的包装盒、药品外标签、药品说明书上,都清楚地印有"凭医生处方销售、购买和使用"的警示语。

非处方药是经长期应用、疗效肯定、服用方便、质量稳定、非医疗专业人员也能安全使用的药物。非处方药在美国被称为"可在柜台上购买的药品"(Over the Counter,简称OTC),后成为全球通用的俗称。非处方药包装盒的右上角必须印有国家指定的非处方药专有标识——OTC。

(2)药品通用名与商品名

在药品的包装上,都印有药名。药名分为通用名和商品名。通用名是国家规定的或世界通用的统一名称,一种药物只有一个通用名。商品名是不同药品生产企业给自己的制剂产品所起的名字,经过注册,具有专用权。所以含同一种药物成分的药品,因生产企业不同,商品名也不同。如"对乙酰氨基酚"是通用名,而"泰诺林""百服宁""必理通"等是该药品的不同商品名。

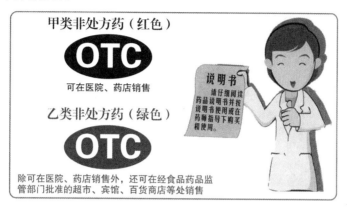

图 12-1　非处方药

(3) 药品和非药品

①看清批准文号。药品包装盒上均印有国家食品药品监督管理局批准的药品批准文号。国产药品批准文号格式为"国药准字＋1位字母＋8位数字",如"国药准字 H12030862";进口药品必须有进口注册证号,格式为"H(Z,S)＋4位年号＋4位顺序号",如"H20130063"。进口药品标签上必须用中文简体注明药品名称、成分、注册证号等信息,未注明中文或仅有外文说明的均为未经我国批准进口的或假冒的药品。药品的批准文号均可通过登录国家市场监督管理总局网站进行查询。

②看清药品存放位置。正规零售药店均设有非药品专柜或专区,非药品必须放置在非药品专柜或专区内销售,消费者可以根据药品存放位置判断所购买的产品是否为药品。

③注意购买渠道。应该到正规的医疗机构和药店购买药品,并保存好药品包装、说明书和销售凭证。切不可到无医疗机构执业许可证的诊所或无药品经营许可证的药店购药。警惕打着免费讲课、赠药、试用、义诊的招牌推销非药品或药品的骗局,更不要轻易相信网络或媒体发布的虚假广告而邮购药品。

(4)药品的剂型与规格

了解药品的剂型与规格是为了确保按正确的方法和正确的剂量用药。

①药品剂型。为了治疗需要和使用方便,将药物的粉末、液体或半固体原料制成不同性状的形式,这些形式在药剂学上称为"剂型",例如片剂、颗粒剂、胶囊剂、注射剂、软膏剂等。一种药物可以制成多种剂型,由于给药途径的不同,可能产生不同的疗效。因此,我们应该根据不同的治疗目的选择适宜的剂型和给药方式。

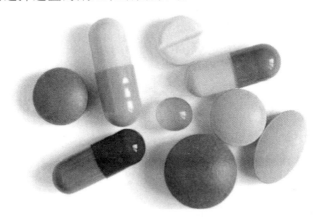

图 12-2 药物不同剂型

②药品规格。药品规格是指以每片、每包或每支为单位的药物制剂内所含有效成分的量。药品规格与用药剂量密切相关。同一种药品可以有不同的规格,供不同疾病和不同年龄组的患者使用。所以,患者在使用前,必须看准药品的规格,根据用药的剂量计算出使用药品的量。例如某药每次应服用的剂量为 100 毫克,而该药品的规格为 50 毫克/片,这就需要每次服用 2 片,才能达到 100 毫克的用药剂量。有时候还需要把含量高的药片掰开服用,以符合所需用的剂量。

(5)仔细阅读药品说明书

药品说明书通常包括警示语、药品名称、成分、性状、适应证、规格、用法用量、不良反应、禁忌、注意事项、孕妇及哺乳期妇女用药、儿童用药、老年人用药、药物相互作用、药理毒理、贮藏等内容。其中,警示语、药品名称、适应证、用法用量、不良反应、禁忌、注意事项等与患者用药有关的内容,在用药前都应该认真阅读。对其中不明白的,建议与医生、药师讨论。从国外带回的药品或原装进口药品,其说明书由外国药品管理部门审定,内容可能和国内规定的有所不同,须遵循我国规定应用。

 (6)到药店购买药品的注意事项

①要到合法的药店买药。合法的药店是经过药品监督管理部门批准的,店堂内都悬挂着药品经营许可证和营业执照。

②如果知道买哪种药,可直接说出药品名称;如果不知道应该买哪种药,应向店内的药师说明自己买药的目的,比如是自己用还是给孩子或老人买药、治疗什么病等。

③处方药必须凭医生处方才可购买和使用。没有医生处方,药店为了用药安全一般不会随意销售处方药。

④购买非处方药时,应对病情有明确的了解,如曾用过什么药品、用药的效果如何、有无过敏史。

⑤在决定购买某种药品之前,应仔细阅读药品使用说明书,看是否对症。如果对说明书内容不清楚,可向店内的药师咨询,以免买错药、用错药。

⑥买药时,一定要仔细查看药品包装上的生产日期、有效期等内容,不要买过期的药品。

⑦买药后一定要把购药的凭证保管好,万一药品质量有问题,购药凭证是维护自己权益的重要依据。

(7)特殊药品常识

特殊药品是指麻醉药品、精神药品、医疗用毒性药品、放射性药品等,在管理和使用过程中应严格执行国家有关管理规定。

麻醉药品

精神药品

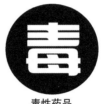
毒性药品

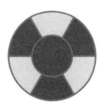
放射性药品

图 12-3　特殊药品标识

12.2　用药安全知识

(1)服药要按次、按量

每日用药次数是由药物从人体排泄的快慢所决定的。排泄快的药物,每日给药次数就多;排泄慢的药物,每日给药次数就少。因此,有些药物每日给药3~4次,而有些药物每日给药1~2次。患者不要随意增加或减少给药次数,否则会因给药次数过多导致药物在体内蓄积而产生毒性反应,或因给药次数过少、药物用量不够而降低疗效。药品说明书中标示的用量是通过试验得出的结果。所以,一定要按照药品说明书中标示的剂量范围用药。

另外,漏服药物后切不可加量补服,一定要严格按照医嘱服药,科学掌握间隔时间。切不可采取"忙时不服,闲时补服"的方法,否则无法确保用药的安全有效。

(2)区别药品的慎用、忌用和禁用

为了安全使用药物,应正确理解和掌握药品说明书上经常出现的"慎用""忌用""禁用"字样,一字之差,含义却大不相同。

"慎用"是指该药要谨慎使用,必须密切观察用药情况,一旦出现不良反应,要立即停药。通常需要慎用的大多是指小孩、老人、孕妇以及心脏、肝脏、肾脏功能不好的患者。这些药在人体内代谢(包括解毒、排毒)较差,机体可能会出现不良反应,故不可轻易使用。但慎用并不等于不能使用,家庭用药遇到慎用药品时,应当先咨询医生。

"忌用"是指不适宜使用或应避免使用,对于某些患者而言,服用此类药物可能会出现明显的不良反应和不良后果。如咳必清,是抑制咳嗽中枢的镇咳药,咳嗽痰多时就应忌用,否则痰咳不出来,会加重病情;又如非那根,怀孕3个月的妇女应忌用,一旦服用,可能引起胎儿畸形等。如病情急需,可在医生指导下选择药理作用类同、不良反应较小的药品代替;如果非使用该药不可,应联合使用其他对抗其副作用的药品,减少不良反应,尽量做到安全。在家庭用药时,凡遇到忌用药品,最好不用。

"禁用"是指禁止使用。某些患者如使用该药会发生严重的不良反应,如心动过缓、心力衰竭的患者应禁用心得安,青光眼的患者应禁用阿托品,对青霉素过敏的患者应禁用青霉素。所以,凡属禁用的药品,绝不能抱侥幸心理贸然使用。

 (3)千万别这样服药

①干吞药片。有人为图省事,将药片放在口中,不喝水,用力一咽,算是服完了药。这种服药时借唾液干吞的方式不可取,对身体的危害很大。干吞药物易卡在食道中刺激食道黏膜,引起食道炎、食道溃疡等病症。

②用饮料送服。茶水、可乐、豆浆、咖啡、牛奶等饮料中含有多种化学成分,易与药物发生反应而影响药效。除非有特殊要求,否则用白开水服药最好,但应该用温开水,不要用太热的水。

③对着瓶口喝药。这种情况尤其多见于喝糖浆或合剂。这样做的后果是一方面容易污染药液,加速其变质;另一方面不能准确控制摄入的药量,要么达不到药效,要么服用过量增大副作用。

④躺着服药。躺着服药会使药物黏附于食管壁上,在食道中慢慢下行或滞留,不能及时进入胃部,造成呛咳和食道炎,甚至灼伤食道,形成溃疡。正确的姿势应该是站着或坐着服药并保持约2分钟。

⑤碾磨有些不能碾磨的药物。一些人把药片碾磨后放入水里服用。专家指出,有的药片应在人体内缓慢地释放药物有效成分,当这些药物被碾碎后,就会被身体很快地吸收,从而达不到预期的效果。不能碾磨的药物有缓释药物(如硝苯地平缓释胶囊)、控释药物(硝苯地平控释片)、肠衣片(如阿司匹林肠衣片)、舌下含服的药物(如硝酸甘油片)等。如果医生要求碾磨后服用,一定要在服用的当天碾磨(过早碾磨会影响药效)。

⑥拆开胶囊服用。药物制成胶囊剂服用的主要目的有二:一是消除或掩盖某些药物的苦味和难闻的气味;二是避免有些药物对口腔黏膜和胃黏膜的刺激作用。如果将胶囊内的药物倒出后服用,就可能出现恶心、呕吐、腹痛、食欲不振等现象;或者药物被胃酸破坏,需要肠溶的药物却在胃中溶解,而不能被很好地吸收,达不到预期的治疗效果。

(4)不同服药时间是怎样规定的

为了让药物在体内持续发挥作用,每种药物的外包装上都明确规定用药次数或间隔时间,大多数药物每天服2~3次。

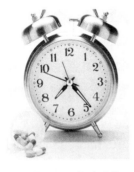

图12-4 按时服药

①饭前。指吃饭前30~60分钟服药。大多是服一些对胃刺激性不大、又需要在消化道局部和全身发挥作用的药物。因尚未进食,故药物可充分地作用于胃黏膜,有利于迅速吸收发挥作用,如健胃药、制酸药、解痉药、止泻药、利胆药等。

②饭时。指与食物同服,一般为消化药和稀盐酸、胃蛋白酸合剂等,有利于与食物充分混合,

发挥疗效。

③饭后。指饭后15～30分钟服用。绝大多数药品说明书中未指明给药时间的药物,都可在饭后服。饭后服用可避免或缓和药物对胃黏膜的刺激,特别适用于对胃肠道有不良影响的药物,如解热止痛药、抗菌药、利尿药、抗结核药等。

④空腹。指清晨起床后服用。主要是一些驱虫药和导泻药,目的是避免食物对药物的干扰。

⑤睡前。指就寝前15～30分钟服用。主要是镇静催眠类药物。

⑥定时。按昼夜24小时计算,有每隔4小时、6小时、12小时服用之分,可维持药物在体内的有效浓度,需日夜服用,以取得最佳治疗效果。

⑦必要时。指根据需要随时服用。如镇痛药、解热镇痛药、防晕船药等,均可以此法给药,以便及时缓解症状或进行抢救。

(5)服药时不宜饮酒

酒中含有乙醇,乙醇除了能加速某些药物在体内的代谢转化、降低疗效外,还有可能诱发药物不良反应。长期饮酒可能引起肝功能损伤,影响肝脏对药物的代谢,使许多药物的不良反应增加。特别是服药时饮酒,可使消化道扩张,增加药物吸收,从而易引起不良反应。如服用巴比妥类药物时饮酒,可增强巴比妥类药物的中枢抑制作用,对机体造成危害。另外,有些药物能加重乙醇对人体的损伤。例如,雷尼替丁可减少胃液分泌,加重乙醇对胃黏膜的损害;甲硝唑可抑制乙醛脱氢酶的活性,加重乙醇的中毒反应。

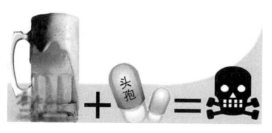

图12-5 服药时不宜饮酒

应特别注意：服用了头孢菌素类抗生素后，均不可饮酒，因头孢菌素类药物与乙醇作用，可产生"双硫仑"反应，危及生命安全。

(6)打针好还是吃药好

①吃药：方便但有局限。药物进入人体的最常见方式要属口服给药，普通的口服药片、胶囊、口服液等都是通过口腔经食道进入胃肠而发挥药效。口服药物的好处在于它可以方便地服用，不像注射药、栓剂等，除了给药较麻烦外，还会给患者带来一定的痛苦。

口服的药品进入全身血液循环以前，会先经历胃肠道中消化液的破坏及黏膜、肝脏的破坏，有些药物甚至会被破坏一大半以上，这被称为"首过效应"，会使药物的疗效大打折扣。有些药物的"首过效应"会严重到无法经胃肠道吸收，口服后几乎全军覆没，而只能采取静脉注射等方式给药。如大家熟悉的糖尿病治疗药物胰岛素，就是因为"首过效应"较严重，而多采用注射方式。

②打针：疗效与风险并存。尽管随着如今的科技发展，口服药的发展极为迅速，品种繁多，但就药物的起效速度而言，还当属注射给药。注射给药没有"首过效应"这道屏障，见效比口服要迅速，比如急救药就多是注射给药。

静脉注射给药就是俗称的"打吊针"，不需要经过口服药物的崩散、溶解、吸收等步骤，可以直接进入血液循环，是所有给药方式当中最快产生药效的，但是危险性也相对较高。消毒不严、操作不当以及滴速过快等都会引起输液不良反应。肌肉注射则是从肌肉层慢慢进入血液，血管越丰富的部位药物吸收越快。皮下注射是从皮下组织到达血液。

(7)当遇到药品说明书和医生医嘱不一致时

药品说明书是指导医生正确开处方、指导患者正确用药的重要资料，是经国家认定具有法律效力的。原则上，临床医生应按照药品说明书的规定使用药物，但有时候也会发现医生开出的医嘱可能与药品说明书不一致的情况。

专家认为,"药品说明书之外的用法"在当前药物治疗中发挥着重要的作用,其存在在一定程度上是合理的。药品的使用方法是在实践中不断发展的,而说明书不一定能及时地更新,因此不一定代表该药目前的治疗信息。只要是通过医生临床实践、专业讨论或文献报道,证实了该药"药品说明书之外的用法"是合理的,就可以遵从医嘱。其实,不论是按说明书,还是听医生的,作为患者,我们都应养成阅读说明书的习惯,当发现两者不一致的情况时,首先应向医生咨询。如果医生能够解释这是特殊的用法并表示对此负责,则可遵医嘱,因为医生有对其医疗行为负责的法律义务。

(8)当发生药品不良反应时

如出现药品不良反应的症状,患者首先要停止服用发生不良反应的可疑药品,并向医生咨询。如该可疑症状确属药品不良反应,今后应慎重服用该种药品。如果不良反应已发生且非常严重,应该去医院就诊治疗,及时使用有助于排出体内药物、保护有关脏器功能的其他药品。根据《药品不良反应报告与监测管理办法》的规定,个人发现药品的可疑不良反应,应向各级药品监督管理部门药品不良反应监测中心报告。

国家对药品不良反应实行逐级、定期报告制度。严重或罕见的药品不良反应应随时报告,必要时可以越级报告,直接向国家药品监督管理局报告。

(9)别人的用药经验不能随意照搬

"久病成良医",许多人对这一说法深信不疑,常常按别人的经验"依葫芦画瓢"地用药。这么做的后果是一旦用错药,不但治疗无效,还有可能贻误病情,危害身体。每种疾病都有其特殊性,同一种疾病可能有不同症状,相同症状也可能由不同疾病引起。生病后不及时去医院就诊,借用别人的经验盲目用药,若使用不当,便可能导致疾病长时间无法痊愈甚至恶化。另外,每个人的体质不同,用药品种和剂量也不一样。老年人、妇女和儿童的体质尤其较为特殊,病情容易变化,更应该及时到医院就诊,听从医生的专业建议,使疾病早日痊愈。

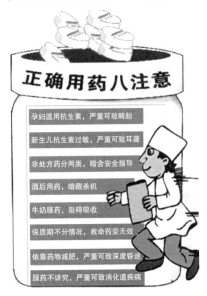

图 12-6　正确用药八注意

(10)抗菌药物用药注意事项

①抗菌药、抗生素不是抗感冒药,并非所有的感染都需要使用抗菌药。抗菌药对病毒感染无效,病毒性流感使用抗生素预防是无效的。

②抗菌药并不是越贵、越新就越好。抗菌药没有高级和低级的区别,只有对症、不对症和安全、不安全的问题。

③任何一种抗菌药都有其特定的抗菌谱,并非广谱就比窄谱的好。

④使用抗菌药时,一定要保证有足够的剂量(包括用药量和用药天数),这样才能使药物在血液里有足够的杀菌或抑菌浓度。

⑤使用青霉素类(包括口服的)药物前必须先做皮试。头孢菌素和青霉素类药物有交叉过敏性,青霉素过敏的患者应慎用头孢菌素,必要时做皮试。

⑥口服抗菌药时,药物吸收可能会受到食物的影响,应根据具体药物的要求考虑服用时间。

⑦孕妇和哺乳期妇女用抗菌药需特别注意,应严格遵医嘱服用,有些药物应权衡利弊使用,应把胎儿和婴儿作为药物的潜在接受者考虑。

⑧老人和儿童使用抗感染药应考虑身体代谢情况,由医生确定合适剂量和疗程。

⑨抗菌药物不能长时间、大剂量使用,以防发生菌群失调导致二重感染。

⑩18岁以下未成年人禁用喹诺酮类的抗感染药物。

⑪静脉滴注抗菌药,能很快达到有效的血药浓度,但是并非所有的感染情况都需要输液。

⑫应注意所使用的抗菌药和某些药物、食物的相互作用,服药时注意禁酒、禁食某些水果等。

(11)药物滥用的危害

药物滥用是指人们背离医疗、预防和保健目的,间断地自行过量用药的行为。这种用药具有无节制反复用药的特征,往往导致对用药个人精神和身体的危害,进而酿成对整个社会的危害。药物滥用者易产生依赖感,停药即出现严重戒断症状,甚至产生急性中毒或因精神过度抑郁而蓄意过量用药自杀,身心健康遭受严重摧残。药物滥用者还可因免疫功能降低、抵抗力下降而极易并发各种病毒或细菌感染性疾病,甚至急性中毒而死亡。

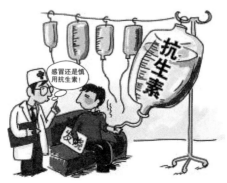

图12-7 避免滥用药物

12.3 特殊人群用药安全

(1)儿童用药

儿童正处于生长发育阶段,机体尚未发育成熟,对药物的反应与成人有所不同,因此用药时应该特别注意。

①儿童不宜用成人药。儿童用药的选择无论是品种,还是剂型、剂量,都需考虑这个年龄段人体发育的特点,不能随意参照成人用药。家长在给孩子用药前,要认真阅读药品说明书的各项内容。对明确规定儿童禁用的药品,坚决不能给孩子服用;对没有明确规定儿童禁用的药品,则需要在医生或药师指导下选用适宜的剂型和剂量,并在孩子服药期间注意观察,监测用药效果或可能发生的不良反应。

②儿童不宜用补药。盲目给儿童服用补药,不仅无益,还可能带来严重的危害。某些保健品含有激素或类激素成分,长期服用会促使儿童性早熟。儿童滥服人参及其制剂易出现类似激素导致的中枢神经兴奋症状。部分保健品和中药补剂含糖量较高,长期服用易导致儿童龋齿、厌食或肥胖及各种营养过量或不平衡等。儿童脾胃虚弱,多服含龟板、鳖甲等成分的保健品可出现上腹胀闷、食欲减退、腹泻或便秘等现象。

(2)老年人用药

老年人各器官组织都有不同程度的退行性变化,影响药物在体内的吸收、分布、代谢和排泄,因此老年人用药更要多加注意。

①不要认为用药越多越好,要针对病情,合理选药,尽量避免一次服用多种药品,以免因药物相互作用引发不良反应。

②老年人生理功能与年轻人不同,肝脏解毒功能减退,对药物的代谢能力下降;肾脏血流量减少,肾功能减退,对药物的排泄速度减慢;胃肠消化功能减弱,肠蠕动减慢,药物在胃内的停留时间延长;小肠黏膜的屏障作用降低,对药物的吸收比青壮年要多。因此,老年人的用药剂量

应比青壮年少,一般可以从 3/4 或 1/2 的用量开始。

③患慢性病需长期服药的老年人,一定要定期到医院复查,监测肝肾功能,及时调整用药品种和剂量,以免发生蓄积中毒。

④对之前从未用过、首次使用的药品要特别注意,如果出现不良反应,应及时停药。对过去服用曾引起过不良反应特别是过敏反应的药品,不能再用。

⑤用药期间应注意随时观察药品的作用及疗效,及时和家人沟通,让家人了解自己的用药情况,以确保用药安全有效。

(3)妊娠期妇女用药

妊娠期妇女用药不当,不但对自己有影响,而且药物还可通过胎盘进入胎儿体内,影响胎儿的生长发育,甚至造成畸形和死胎。特别要注意以下几点。

①妊娠期用药一定要权衡利弊得失,慎重对待,应尽可能不用药或少用药,尤其是在妊娠初期的 3 个月内,对胎儿有损害或致畸的药物要尽量避免使用。

②妊娠期间并发疾病,必须用药治疗时,为保证有效的治疗作用,应在专科医生指导下,调整合适的剂量,掌握用药的时间,严密观察用药反应。

③未经医生同意,孕妇不应随便用药。

④对母体和胎儿影响不甚明确的新药,应禁止使用。

(4)哺乳期妇女用药

哺乳期妇女用药后,某些药物可由母亲的血浆进入乳汁,从而进入婴儿体内。因此,在用药前一定要征求医生或药师的建议,并认真阅读药品说明书,不能随意用药。

有些药物在乳汁中浓度较高,可在婴儿身上发挥典型的药理和毒性作用,所以许多药物对于哺乳期妇女是禁用的。

如因患某些严重疾病,必须使用会对婴儿有害的药物,应该停止哺乳再用药治疗。

另外,哺乳期妇女不要使用有抑制或减少乳汁分泌作用的药物。

(5)妇女经期用药

妇女在月经期用药时,一定要考虑经期特殊的生理特点,要注意有些药物应慎用或不宜使用。

①直接用于阴道的局部用药。应暂停使用治疗阴道炎症的洗液、栓剂等,因为此时阴道局部用药会导致细菌逆行,侵犯子宫腔及子宫内膜。

②抗凝血药。抗凝血药可引起月经过多,甚至大出血,经期应避免使用。

③止血药。使用具有较强止血作用的药物后会引起行经不畅。

④减肥药。减肥药中多含有抑制食欲的成分,可能导致月经紊乱甚至会出现闭经。

⑤泻药。泻药可引起反射性盆腔充血,故经期应禁用。

⑥性激素类药物。经期内使用此类药物可造成月经紊乱,如雄激素可导致月经减少、停经,黄体酮(孕激素)可导致乳房胀痛或阴道不规则出血。

⑦活血化瘀类中药。此类药物可抗凝血、扩张血管、加速血液流动,会造成月经量过多。

(6)肝功能不全的病人用药

许多药物能引起或加重对患者肝功能的损害,如巴比妥类镇静药、氯丙嗪、苯妥英钠、消炎痛、异烟肼、利福平、吡嗪酰胺、四基睾丸酮及某些抗肿瘤药等。肝功能不全的患者要避免服用会加重肝脏损害的药物,服用其他药物也要严格遵守药品使用说明书规定的用法用量。用药过程中还要定期做肝功能化验,一旦发现肝功能异常,应马上停药。详细情况要向医生咨询。

(7) 肾功能不全的病人用药

许多药物会加重对肾脏的损害,例如巴比妥类镇静药、水杨酸类解热镇痛药、链霉素、卡那霉素、庆大霉素、异烟肼等。具体哪种药会加重对肾脏的损害,要认真阅读药品使用说明书或向医生咨询。用药时一定要遵医嘱或参考说明书规定的用法用量。

 (8) 禁止在驾驶、操纵机器和高空作业前使用的药物

①抗感冒药。抗感冒药大多是含有扑尔敏(氯苯那敏)成分的复方制剂,服用后可出现嗜睡、眩晕、乏力、颤抖、耳鸣和幻觉等症状。

②抗过敏药。抗过敏药可在抗过敏的同时抑制中枢神经系统,服用后会出现头晕、嗜睡、视物模糊、疲倦等症状。

③镇静催眠药。所有的镇静催眠药对中枢神经都有抑制作用,可导致反应迟钝、注意力分散甚至昏昏欲睡。

12.4 家庭安全用药知识

(1) 家庭用药的原则

①先明确诊断,再用药。家庭用药的最大问题在于盲目用药。症状往往是疾病诊断的依据之一,随便用药会掩盖症状,造成诊断困难,甚至误诊。因此,在明确诊断之前,最好不要随便用药。再者,药物有双重性,既能治疗疾病,也可能导致疾病,严重者还可能危及生命。

②先了解药物,再用药。所谓了解药物就是要知道药物有什么作用、怎样使用、用量是多少、有什么注意事项等。

③掌握用药剂量。一般药品说明书上药物剂量是指 18~60 岁成人的用量。60 岁以上老人的用量一般为成人量的 3/4,18 岁以下未成年人的用量则按其体重或年龄进行折算。一定要按剂量用药,超量服用可产生不良反应,甚至可引起死亡。

④注意服药方法。服药除了要注意时间、次数外,还须注意方法。绝大多数药物是直接口服的,但有些药物(如酵母片)则宜嚼碎后吞服。还有的药物是含在口腔或黏膜内缓缓溶解而不吞下的片剂,如硝酸甘油片宜舌下含服,这样可以不被肝脏破坏,保证药效。

⑤注意因人用药。得了同一种病,如果病人年龄、性别不同,用药方法、用药剂量也可能不同。因此,千万不可不分男女老少都使用同一用法用量。

⑥注意用药时间。服药效果与服药时间关系密切,在合适的时间服用,会收到很好的用药效果。但是,各种药物的药性和毒副反应不同,服药时间不能一概而论,必须视具体药物而定。

(2)保管好家庭小药箱

在日常生活中,多数家庭习惯储备一些常用药品,以备急需。然而药品的储存条件是有一定要求的,如保管不当,误服失效药品,会产生不良后果。

家庭小药箱的保管要注意以下几点:

①要按照说明书上的储存条件保存药品,但很多人往往不太注意。

②一般药品在避光、干燥、低温、阴凉、密闭状态下保存即可。如指明"阴凉处",是指不超过 20 ℃;"阴暗处"是指遮光且温度不超过 20 ℃;"冷处"是指 2～10 ℃。

③家庭小药箱应放在相对固定且儿童不易拿到的地方,并将内服药与外用药分开存放。

④对于药物作用不同但外包装易混淆的药品,必要时可在包装上标注清楚,以免误用。

⑤外用的酊水油膏应密闭保存,避免液体挥发,药品失效。

⑥外用的栓剂储存不当软化后,可在冰箱中冷藏后使用。

⑦需冰箱冷藏的药品,如常用的各种规格的胰岛素注射液,一定要注意储存温度,绝对不能冷冻。冷冻可导致蛋白质变性,使药品失效。

⑧一些老年患者习惯储存慢性病用药,并把相同的药外包装去掉,认为服用时方便,这样的做法是不妥的。正确的做法是每次取药后,应检查药品的有效期,并经常查看药品是否过期或变质失效,定期淘汰过期药品。

做到上述几点,就不必因药物保管不当而再跑去医院咨询,也避免了药品的浪费。同时也建议不要过多地储存药品,服药前最好向专业的医生或药师咨询,以保障用药安全。

(3)用冰箱存放药品时应注意哪些问题

①先将药品尤其是开封后的药品放入密封的塑料盒或瓶中,再放入冰箱,以防药品受潮。

②药品与冰箱壁之间至少留1~2厘米的空隙。

③最好在放置药品的位置放一个温度计,以监测冷藏室内的温度。

④若发现药品性状改变,即使在有效期之内,也应停止使用;如果在冷藏室保存的药品发生冻结,即使化冻后外观没有发生变化,该药品也不能再使用。

(4)家庭过期失效药品的危害性

①危害群众用药安全。药品的有效期是经过长期考察试验测定得出的,一旦过了有效期,分解会加速。服用这样的药品,不会"治病"反而可能"致病"。

②随意丢弃造成环境污染。目前,居民处理过期药品一般将其随生活垃圾丢弃,这是非常不妥的,可能对土壤、水体、空气造成污染。

③为非法回收的"药贩子"提供了生存空间。一些人将过期失效药品卖给回收药贩。过期药品被药贩以低价收购后,经重新包装、改头换面后又流入市场,最终损害的是消费者自身的健康权益。私人回收药品属违法行为,如果发现,应及时举报。